DES EAUX MINÉRALES

DE

SAINT-ALBAN

AU POINT DE VUE CLINIQUE

ET DES DIVERSES MÉTHODES DE TRAITEMENT

PAR

L'ACIDE CARBONIQUE

PAR

LE DOCTEUR SERVAJAN

MÉDECIN-INSPECTEUR

PARIS

G. MASSON, ÉDITEUR

LIBRAIRE DE L'ACADÉMIE DE MÉDECINE

120, BOULEVARD SAINT-GERMAIN, 120

en face de l'École de Médecine

—

1880

LES EAUX MINÉRALES

DE

SAINT-ALBAN

PARIS

TYPOGRAPHIE GEORGES CHAMEROT

19, RUE DES SAINTS-PÈRES, 19

DES EAUX MINÉRALES

DE

SAINT-ALBAN

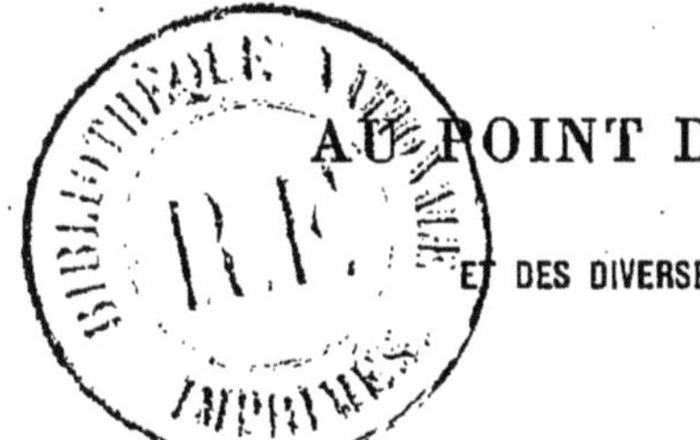

AU POINT DE VUE CLINIQUE

ET DES DIVERSES MÉTHODES DE TRAITEMENT

PAR

L'ACIDE CARBONIQUE

PAR

LE DOCTEUR SERVAJAN

MÉDECIN-INSPECTEUR

PARIS

G. MASSON, ÉDITEUR

LIBRAIRE DE L'ACADÉMIE DE MÉDECINE

120, BOULEVARD SAINT-GERMAIN, 120

En face de l'École de Médecine

1880

TABLE DES MATIÈRES

PREMIÈRE PARTIE

CLASSIFICATION DES EAUX

DEUXIÈME PARTIE

OBSERVATIONS DE CLINIQUE GÉNÉRALE

TROISIÈME PARTIE

DU GAZ ACIDE CARBONIQUE

Dans une première édition, nous n'avons donné aucune notice sur Saint-Alban et ses environs. Plusieurs confrères nous ont engagé à faire précéder nos Études cliniques d'une description succincte des lieux où se trouvent de pareilles ressources hydrominérales.

Nous nous rendons avec empressement à leur désir.

Puisse la connaissance du théâtre où se passent nos scènes thérapeutiques en rendre la lecture plus attrayante.

LES EAUX MINÉRALES

DE

SAINT-ALBAN

Description générale des environs de Saint-Alban.

Saint-Alban est situé à dix kilomètres de Roanne, dans une position avantageuse pour les étrangers qui viennent réclamer le bienfait de ses eaux, ou demander à son climat le charme d'une villégiature.

Le touriste qui parcourt la ligne du Bourbonnais, ne détache qu'à regret son regard des collines qui s'étendent à l'ouest de la plaine roannaise. Dernières ramifications des Cévennes, elles ondulent dans les feux du soleil couchant, qui les moire de ses rayons, avant de disparaître derrière leurs cimes. Aussi, l'impression que fait éprouver ce spectacle grandiose, leur a-t-elle fait donner le surnom poétique de Montagnes du Soir.

Couronnées de sapins, à la sombre verdure, leurs

flancs sont recouverts de vignes où mûrit la douce vendange.

Mitis in apricis coquitur vindemia saxis.

De blanches maisons groupées par étage au penchant des collines, ou sur la crête d'un mont, sont autant de villages ou de hameaux assez rapprochés les uns des autres pour ne former qu'une immense chaîne, interrompue par des bouquets d'arbres ou des plants de vignes.

Sans nous perdre dans la nuit des temps, avec les archéologues, qui nous disent que ce territoire a été occupé par des peuplades celtiques, jusqu'au temps des Ségusiaves et des Ambluaretes, nous ferons remarquer qu'on trouve plusieurs tronçons de voies romaines et d'innombrables débris gallo-romains.

Boisy-le-Fort. — Saint-André-le-Beau. Saint-Haon-le-Chatel. — Ambierle.

Des châteaux forts, dont quelques-uns dans un excellent état de conservation, prouvent que de hauts et puissants seigneurs avaient, dans cette ravissante contrée, des résidences féodales, dont ils faisaient leur séjour de prédilection.

C'est Boisy, que commence d'édifier la famille du cardinal d'Amiens, favori de Charles V, que continue le célèbre et infortuné Jacques Cœur, argen tier de Charles VII, et qu'achèvent les Gouffiers, les plus chers favoris de François Ier.

C'est Saint-André, construit par le fougueux triumvir de la minorité de Charles IX, le maréchal d'Albon-Saint-André. Ce château rappelle par ses fastueux restes de la Renaissance quelle dut être sa splendeur lors des fêtes qui y furent données, pendant le séjour du roi Henri II, au mois d'octobre 1548.

C'est Saint-Haon-le-Chatel, dans une situation pittoresque, au sommet d'un monticule escarpé et isolé de toutes parts.

Place de guerre, de premier ordre au moyen âge, elle montre avec orgueil ses remparts, que foudroya l'artillerie de Charles VII, lorsqu'il y vint en personne assiéger Charles Ier, duc de Bourbon, pendant les guerres de la Praguerie.

C'est Ambierle, avec son église de style ogival, flamboyant du xve siècle, où l'on admire, sur les panneaux d'un curieux polyptique représentant les scènes de la Passion, des peintures de grand pri attribuées par les uns à Van Dyck et par d'autres à Van Eyck.

Et comme, si tant de chefs-d'œuvre de l'art profane et chrétien n'avaient pu suffire à parer cette contrée comme autant de joyaux dans un riche et brillant écrin, la nature a voulu, dans un de ses sites les plus enchanteurs, joindre ses merveilles à celles des hommes.

Les Sources. — Le Village.
Le Grand Hôtel. — L'Établissement.
La Buvette. — La Promenade.
L'Hôtel Saint-Louis. — Le Casino.

Les sources de Saint-Alban jaillissent dans une délicieuse vallée, sur les rives d'un ruisseau torrentueux, le Montouse.

Fermée de trois côtés par de hautes collines dont les gradins s'élèvent de plus en plus vers le nord-ouest, cette vallée s'ouvre à l'orient par une magnifique échappée sur la plaine de Roanne. Ainsi abritée des vents du nord, ne connaît-elle que rarement les brusques variations de l'atmosphère.

Une température aussi régulière, et l'air pur et salubre qu'on y respire, font de ce petit coin de terre une précieuse retraite pour les valétudinaires.

Le village, assis sur le plateau de la colline nord, est traversé dans toute sa longueur par une rue spacieuse, bordée d'élégantes maisons et d'hôtels confortables d'où la vue plonge à souhait dans la plaine.

Avant de descendre à l'Établissement, où, du village, un chemin en pente douce vous conduit en quelques secondes; vous trouvez, à l'entrée d'un jardin tracé à l'anglaise, un superbe hôtel, avec terrasse ombragée de tilleuls.

C'est le Grand Hôtel, d'où la vue embrasse les sources, l'établissement des bains et la promenade.

De son balcon, l'œil fouille les replis de ce gigantesque manteau de verdure qu'on appelle le Désert, et où, pendant la canicule, on est heureux d'aller goûter l'ombre et le frais. A votre droite, l'horizon n'est borné que par le profil des montagnes, et à votre gauche que par l'immensité de la plaine.

Cet hôtel, que le confort de ses appartements meublés devrait plutôt faire appeler l'Hôtel des Familles, se recommande par sa situation entre le village et l'établissement. Après les Cent Jours, cet hôtel a servi de retraite au maréchal Ney.

A l'Établissement, tout se trouve sous la main du malade : bains d'eau minérale et d'eau douce, hydrothérapie avec ses appareils si divers et aujourd'hui si perfectionnés; pavillon spécial pour les applications thérapeutiques si variées du gaz acide carbonique.

La Buvette, distante de quelques mètres seulement et isolée de toutes parts, est entourée d'une grille en fer ouvragé à hauteur d'homme et recouverte d'un velum en toile de navire, qui la ferait prendre de loin pour la tente d'un chef arabe campé dans le désert.

Pour faciliter la digestion de l'eau que l'on vient de boire, une promenade offre l'ombre de ses tilleuls, platanes, marronniers, catalpas, dont le feuillage touffu tamise les rayons du soleil.

En face se trouve le grand hôtel Saint-Louis, qui sera toujours le *great attraction* des buveurs par sa terrasse ombragée d'acacias, sa bonne tenue et sa proximité des sources.

Faisant face à l'Établissement des bains, un grand bâtiment construit avec art et décoré avec goût sert de limite occidentale à la Promenade.

C'est le Casino, où les buveurs trouvent tous les délassements qu'ils désirent, et les oisifs, les distractions qui leur manquent.

Les différentes salles s'ouvrent sur une grande et belle terrasse où règne l'ombre à partir de midi.

Le Désert. — La Cascade.

Derrière le Casino, se trouve le Désert, non point le désert aride et sauvage, mais la campagne avec l'ombre des bois, le murmure des ruisseaux, la verdure des prairies, la fraîcheur des brises et le chant des oiseaux, en un mot un coin de la Suisse. Tout s'y réunit pour rendre la ressemblance plus frappante : aspect grandiose de la contrée, rochers taillés à pic, ruisseaux bondissant en cascatelles, troupeaux appendus aux flancs des coteaux.

On avait négligé de frayer des chemins dans cette partie de la montagne. L'Administration actuelle, aussi soucieuse de l'agrément des buveurs que de leur guérison, et sachant combien le charme du paysage ajoute aux salutaires effets du traitement, a fait tracer partout des sentiers aux capricieux détours, creuser des pièces d'eau où le cygne se mire, et construire des chalets rustiques où l'on boit du lait que parfument thym, lavande et serpolet. Chaque année, il n'est pas de surprises agréables qu'elle ne cause aux buveurs, et il ne lui reste que peu de chose à faire, dans son œuvre d'embellissement, pour avoir, de ce désert, fait un vaste parc anglais.

En pénétrant plus avant, dans la profondeur de cette gorge aux nonchalants détours, on arrive à la Cascade, que trahit au loin le bouillonnement de ses ondes.

Des rochers moussus, de verts gazons à l'ombre de sapins centenaires, offrent un lit de repos à vos membres fatigués, et pendant que votre odorat s'embaume de senteurs forestières, le soleil s'émiette en paillettes dans l'écume des eaux, et fascine votre regard. Pas de gerbes de diamants plus étincelantes ! pas d'émeraude, de saphir, de turquoise aux reflets plus chatoyants !

Si vous quittez cette poétique et riante vallée pour suivre un de ces sentiers tortueux qui conduisent sur le sommet d'un coteau voisin, vous jouirez, au moment du coucher du soleil, d'un magnifique spectacle. A vos pieds, Saint-Alban avec sa naïade aux yeux verts, le toit rouge de ses hôtels et de son Casino cachés dans la verdure, comme des nids sous la feuillée; devant vous, la plaine baignée dans les lueurs diaphanes du couchant; derrière vous, les grandes ombres du soir, qui s'avancent sur le versant des collines pour mieux faire ressortir la crête des monts. A l'horizon, des teintes pourpres et roses qui sont pour le lendemain la promesse d'un beau jour.

Nous nous sommes bornés, dans cette description très hâtive, à tracer seulement les grandes lignes qui doivent faire connaître le pays où se trouve Saint-Alban.

Les Bords de la Loire. — Saint-Maurice.

Tout baigneur est en général doublé d'un touriste, et, outre les vieux châteaux, les belles églises, les remparts moyen âge dont nous avons parlé, il lui restera bien des excursions à faire.

Qui voudrait quitter Saint-Alban sans aller rêver sur les bords de la Loire?

> . . . . cette rivière
> Arrosant un pays favorisé des cieux,
> Douce quand il lui plaît, quand il lui plaît si fière,
> Qu'à peine arrête-t-on son cours impérieux! (1)

Qui ne voudrait aller l'admirer à Saint-Maurice, où, comme une couleuvre, elle se tord au milieu de rochers gigantesques du haut desquels on éprouve le vertige?

Il ne reste du château de Saint-Maurice qu'une haute tour, hantée par des oiseaux de proie qui s'enfuyent à votre approche. Elle n'offre aux visiteurs qu'un amas de pierres cylindriquement superposées. Quelques maisons dans le village ont un cachet Renaissance qui plaît à l'amateur; mais gardez votre admiration pour le cours de la Loire, ainsi décrit par M. Noëlas :

« La Loire roule de tourbillon en tourbillon,
« sans cesse brisée sur les écueils; elle ronge ses
« bords : on peut voir, en aval des piles du pont
« de Saint-Maurice, le sommet d'une de ces piles
« que l'eau a charriée tout entière à plus de deux
« cents mètres. Enfin la rivière se précipite de ra-

(1) La Fontaine.

« pide en rapide jusqu'au Saut du Perron ; ce lieu « est tristement célèbre en naufrages, et la croix « peinte en rouge, plantée au bord de la passe « dangereuse, rappelle une foule de sinistres. « Les rives sont tellement escarpées, qu'elles sont « presque désertes ; leurs rochers bouleversés et « arides surplombent le chemin de halage, et les « ruines féodales qui les surmontent ajoutent en- « core à leur sévérité.

« Des torrents descendus des montagnes se « frayent à grand bruit une route à travers les « gorges qui s'ouvrent dans les falaises. Souvent « la tempête s'y engouffre, et son grondement « s'entend de tout le pays. La Goutte de l'Ourgon, « entre Saint-Maurice et Villerest, rend un bruit « formidable après l'hiver, lorsque vient le dégel, « et les paysans disent que c'est l'ogre logé dans « ses flancs qui rugit ainsi.

« Une légende terrible ne pouvait moins faire « que de colorer encore ses bords désolés au pied « d'un antique donjon, et l'imagination du peuple « a mis toute cette horreur sur le compte des châ- « telains. »

Les Cornes d'Urfé.

Pour peu qu'on soit désireux de se faire une idée sur l'art de bâtir au moyen âge, et qu'on ait une grande journée à perdre, on pourra visiter les ruines imposantes du château d'Urfé. Il vous suffira d'y séjourner quelques heures pour ressusciter tout un passé mystérieux, aux sombres et terribles légendes. De quelle terreur n'est-on point saisi, à la vue des ténébreuses oubliettes? Dans la pensée des affreux secrets qu'elles recèlent, l'imagination est épouvantée; on tressaille d'horreur à la vue de la salle du massacre où un seigneur commit d'abominables forfaits. Ce malheureux, s'enfuyant avec précipitation dans l'escalier de la tour, apposa sa main rougie contre le mur, où en est restée l'empreinte, que rien n'a pu faire disparaître. C'est la main sanglante des Cornes d'Urfé.

Mais ne restez pas sous l'impression d'aussi terrifiants souvenirs, montez au sommet de la plus haute tour; de sa plate-forme, vous jouirez de la plus belle vue qu'on puisse trouver dans le Forez : si, du côté de l'Auvergne, le ciel est sans nuage, l'œil nu distingue dans un lointain bleuâtre la cime du Puy de Dôme. Pendant que vous contemplez ce panorama splendide, oubliez les sombres et obscures histoires, pour évoquer le souvenir vrai de cette belle Diane de Châteaumorant, qui inspira à l'un des possesseurs de ce château une si vive passion, qu'il attendit, pendant vingt-deux ans, qu'elle fût libre d'un premier mariage pour l'épouser.

En faisant de Diane la principale héroïne de son

roman de l'*Astrée*, Honoré d'Urfé a élevé à la gloire de son amour un monument plus durable que ces murs bâtis au bord d'un précipice avec un ciment indestructible.

La Chapelle de la Madeleine.

Enfin, quand vous sentirez vos forces suffisamment revenues pour vous lever avec l'aurore, vous pourrez faire l'excursion des montagnes de la Madeleine, qui offrent un vif attrait pour le grandiose des sites, la splendeur des forêts, le vaste horizon qui se déroule de la Pierre du Jour, point culminant de la forêt, où, pendant trente ans, vécut, dit-on, une sainte inconnue que la reconnaissance populaire honore sous le nom de sainte Marie des Bois.

Les traditions du pays remontent jusqu'aux luttes sanglantes entre les Francs et les Bourguignons, pour la succession de Clotilde. On y a trouvé des armes gallo-romaines, et des restes d'inhumations régulières qui paraissent s'être continuées jusqu'au XIIe siècle.

En expiation de ces massacres de barbares, une chapelle élevée et dédiée à sainte Marie-Madeleine, fut pendant longtemps un but de pèlerinage. Le trop célèbre Mandrin la brûla, lorsqu'il y établit son quartier général, d'où il s'élançait sur les villes mal gardées de la Loire et de l'Allier.

Assurément les lointaines excursions, comme les deux dernières, qui demandent au moins toute une journée, ne seront faites que par un petit nombre de personnes.

Il faut d'abord que tout buveur sérieux soit persuadé que si un séjour à Saint-Alban est une pièce à jouer dont les différents traitements sont les actes et la guérison le dénouement, les promenades et les excursions ne doivent en être que les agréables intermèdes.

Et si l'on nous accuse de nous laisser arrêter par une pierre, amuser par un papillon, nous vous dirons, chers Confrères, que c'est surtout pour vous que nous faisons l'école buissonnière.

Quand vous aurez à prescrire à ces êtres fragiles et délicats, dont la peau recouvre un suc trop chargé de lymphe, la vie au grand air et une eau ferrugineuse pour régénérer leur sang; quand vous aurez à donner des conseils à ces hommes que la fièvre des affaires a tourmentés toute leur vie, et ui sont en quête d'un port pour abriter leur corps usé par la souffrance et reposer leur esprit, nous voulons que vous puissiez dire : Allez à Saint-Alban.

PREMIÈRE PARTIE

CLASSIFICATION DES EAUX

Dénomination et description des Puits. Leur origine romaine.

Les eaux de Saint-Alban sont classées, par Rotureau, parmi les athermales, bicarbonatées sodiques moyennes, carboniques fortes et ferrugineuses.

Dans la classification de Petrequin et Socquet, elles font partie de la classe des alcalines, ordre des alcalines sodiques, groupe des alcalines sodiques non thermales.

Dans la classification de Durand-Fardel, elles sont dans la classe des eaux ferrugineuses, division des ferrugineuses bicarbonatées.

Dans la classification d'Ossian Henry père et fils, elles sont classées parmi les eaux acidules carbonatées et bicarbonatées, et dans le genre des sodiques et natreuses.

« C'est, dit le docteur Cornil (1), une vieille station thermale, celle-là, et qui a ses titres de noblesse, ni plus ni moins que Vichy et le Mont-Dore ; mais elle fut si modeste et fit si peu de bruit pendant des siècles, qu'on l'avait oubliée pour les voisines ses rivales; et cependant les Romains, ceux du dernier Consulat et de l'Empire, de bons juges, la connaissaient et savaient l'apprécier ; ils y avaient fait exécuter des travaux d'aménagement importants, et dont on retrouve encore les traces, malgré les ruines accumulées par les siècles. »

Les sources de Saint-Alban qui, par le fait, ne forment qu'une seule nappe d'eau, sont captées dans quatre puits différents. Elles jaillissent, dans le milieu d'une prairie située à la base du village de Saint-Alban, d'une fente qui isole, sur ce point, le grès à anthracite du porphyre quartzifère. Elles portent les noms de :

Puits César, ancien grand Puits ou source principale ;

Puits Faustine, ou ancien puits de la Pompe ;

Puits Julia, ou ancien puits Rond ;

Puits Antonin, ou puits Neuf.

La partie inférieure de ces puits, tels qu'ils existent aujourd'hui, est l'œuvre des Romains. Ils avaient alors seulement 5 mètres de profondeur.

(1) *Deux jours à l'Établissement thermal de Saint-Alban,* près Roanne (Loire). Par le docteur Cornil, in-folio. Moulins, 1867.

Leur fond est granitoïde, et leur revêtement d'une forme carrée à l'intérieur, étant construits à l'aide de madriers superposés les uns aux autres sur quatre faces. Ils sont ronds à l'extérieur, par suite de l'épaisse couche d'argile dont les Romains se servaient pour rendre leurs puits imperméables. Le sol du vallon s'est exhaussé, depuis deux mille ans, de 3 mètres, et ces puits ont aujourd'hui une profondeur de 8 mètres. Au-dessus de l'aire dallée du pavillon ils sont entourés d'une pierre cylindrique de Volvic, ayant environ 40 centimètres de hauteur. Les quatre puits tiennent dans un espace circulaire d'environ 5 mètres carrés de surface. Ils sont recouverts d'une cloche métallique pour le captage du gaz; celui-ci est en si grande abondance et bouillonne avec une telle force, qu'on entend à distance sa crépitation contre les parois de la cloche.

Quand les sources étaient à ciel ouvert, une femme plongeait directement dans la source les verres qu'elle passait aux buveurs. Aujourd'hui, un robinet est fixé à la margelle de la source César, ou source principale qui sert à la buvette. Ce mode de tirage de l'eau permet de la distribuer sans déperdition de sa chaleur et de ses principes volatils et gazeux.

Débit. — Réaction chimique. — Densité. Température.

Le débit des quatre sources, pendant vingt-quatre heures, est de 164,000 litres.

La réaction de l'eau est très acide, mais au contact de l'air le papier de tournesol rougi reprend promptement sa coloration première.

La densité de l'eau, dans les quatre puits, a été trouvée de 1,0012.

La température de l'air étant de 14° degrés centigrades, celle des puits César et Faustine est de 17° 2500, tandis que celle des puits Julia et Antonin n'est que de 16° 1510.

Analyse chimique.

Richard de Laprade en 1774, Cartier en 1816, se sont occupés d'analyser les eaux de Saint-Alban. Puis sont venus Orfila, Barruel et Soubeiran. Mais le meilleur et le plus récent travail est celui de M. Jules Lefort, que nous mettons sous les yeux des lecteurs :

TABLEAU SYNOPTIQUE DES DIVERSES COMBINAISONS SALINES, ANHYDRES, ATTRIBUÉES A UN LITRE D'EAU MINÉRALE DE SAINT-ALBAN.

PUITS CÉSAR ET PUITS FAUSTINE.

	Puits César ou Grand Puits.	Puits Faustine ou Puits de la Pompe.
	gr.	gr.
Bicarbonate de chaux.	0,9382	0,9542
— soude.	0,8561	0,8508
— potasse	0,0834	0,0838
— magnésie. . .	0,4577	0,4443
Chlorure de sodium.	0,0301	0,0318
Silice.	0,0451	0,0443
Bicarbonate de protoxyde de fer.	0,0233	0,0231
Iodure de sodium.	traces.	traces.
Arséniate de soude.	traces.	traces.
Matière organique.	traces.	traces.
Gaz acide carbonique libre . .	1,9499	1,9400
	4,3838	4,3723

Lefort ne fit d'abord que l'analyse de ces deux puits, César et Faustine, les seuls régulièrement captés. Depuis, l'Administration a fait procéder à l'analyse des puits Julia et Antonin récemment mis à jour, et vérifier l'analyse des deux autres puits. Voici l'analyse présentée dans le nouveau rapport de M. Lefort :

TABLEAU SYNOPTIQUE DES DIVERSES COMBINAISONS SALINES, ANHYDRES, ATTRIBUÉES A UN LITRE D'EAU MINÉRALE DE SAINT-ALBAN.

PUITS NOUVEAU OU D'ANTONIN,

ANCIEN PUITS ROND OU PUITS JULIA.

	Puits d'Antonin ou Puits Nouveau.	Puits Julia ou ancien Puits Rond.
	gr.	gr.
Bicarbonate de chaux.	0,9473	0,9501
— soude	0,8559	0,8572
— potasse	0,0838	0,0870
— magnésie . . .	0,4485	0,4550
Chlorure de sodium.	0,0291	0,0304
Silice.	0,0454	0,0448
Bicarbonate de protoxyde de fer.	0,0224	0,0220
Iodure de sodium. . . . . . Arséniate de soude . . . . . Matière organique.	traces.	traces.
Gaz acide carbonique libre . .	1,9773	1,9810
	4,4097	4,4275

TABLEAU SYNOPTIQUE DE LA DENSITÉ,
DE LA TEMPÉRATURE ET DE LA SOMME DES PRINCIPES ÉLÉMENTAIRES
CONTENUS DANS UN LITRE D'EAU DE SAINT-ALBAN.

	Puits César ou Grand Puits.	Puits Faustine ou Puits de la Pompe.	Puits d'Antonin ou Puits Nouveau.	Puits Julia ou ancien Pts Rond.
Densité	1,0012	1,0012	1,0012	1,0012
Température	17° $\frac{2}{10}$	17° $\frac{2}{10}$	16° $\frac{1}{10}$	16° $\frac{1}{10}$
Azote. Oxygène	traces.	traces.	traces.	traces.
Acide carbonique libre et combiné	gr. 3,3900	gr. 3,3781	gr. 3,5100	gr. 3,4117
Acide chlorhydrique	0,0189	0,0192	0,0182	0,0190
Acide iodhydrique	traces.	traces.	traces.	traces.
Potasse	0,0432	0,0442	0,0434	0,0451
Soude	0,3692	0,3679	0,3689	0,3687
Chaux	0,3651	0,3710	0,3684	0,3695
Magnésie	0,1430	0,1391	0,1402	0,1422
Silice	0,0453	0,0443	0,0454	0,0448
Protoxyde de fer	0,0105	0,0104	0,0101	0,0099
Arsenic. Matière organique	traces.	traces.	traces.	traces.
	4,3852	4,3742	4,5046	4,4109

L'analyse de Lefort est bien supérieure à celles de ses devanciers, qui n'avaient opéré que sur de l'eau transportée à Paris. Lefort a étudié la composition des eaux à l'Établissement même, et au moment de la saison. Il a donc pu doser d'une manière exacte la quantité d'acide carbonique que peu de sources en France, dit-il, possèdent d'une pureté aussi grande que celle de Saint-Alban.

Mais le travail de Lefort, lu à l'Académie de médecine, dans la séance du 25 janvier 1859, date de vingt ans. Les moyens plus rigoureux de dosage avec lesquels procède la chimie actuelle, permettraient peut-être, sinon la découverte de nouveaux éléments, au moins la posologie de ceux dont on a trouvé des traces, tels que l'arsenic, l'iodure de sodium.

L'efficacité si manifeste et surtout constamment signalée des eaux de Saint-Alban, dans la cure de certaines affections de la peau, permet d'affirmer que ces deux principes, dont on n'a pu jusqu'à présent que trouver des traces, y sont certainement en quantité appréciable.

Caractères physiques.

L'analyse ayant démontré la presque identité de composition dans les quatre puits, il est évident que les caractères physiques seront les mêmes.

C'est une eau très claire, très limpide, incolore et inodore. Elle laisse déposer sur les parois des margelles une couche assez épaisse d'un enduit jaune rougeâtre, qui n'est autre qu'un composé de sels ferriques : elle incruste les verres en quelques jours. Elle a une saveur fraîche et agréable styptique, légèrement aigrelette, qui offre une frappante analogie avec l'eau du Stahlbrunnen, de Pyrmont, et de la source Georges-Victor de Wildungen.

La nappe d'eau est sans cesse agitée par de nombreuses bulles de gaz acide carbonique, qui viennent crever à la surface et sont arrêtées par une cloche métallique mobile, dont le bord s'immerge par un système de lut hydraulique. Ce gaz est recueilli par un tube coudé à angle droit, dont l'orifice est à environ dix centimètres au-dessus du niveau de l'eau. Il se rend à un collecteur, pour être de là transmis à plusieurs gazomètres, d'où il est ensuite dirigé dans diverses salles, pour y être employé en bains, en douches, en aspirations, etc. On a un établissement dans lequel l'eau naturelle ou l'eau édulcorée est chargée de gaz pour être livrée au commerce sous les noms d'eaux et limonades gazeuses naturelles. Ces deux produits sont bien supérieurs aux limonades et eaux gazeuses artificielles dites eaux de Seltz.

Propriétés physiologiques.

L'eau de Saint-Alban, dont nous ne ferons que rappeler sommairement les principales propriétés, est surtout excitante, apéritive et diurétique. Elle détermine tantôt la constipation, tantôt la diarrhée. Par son action stimulante sur la muqueuse gastro-intestinale, elle est digestive, tonique et reconstituante.

Un verre suffit à quelques personnes pour produire les phénomènes de l'ébriété carbonique.

En bains, elle diminue d'une façon notable la transpiration cutanée et les sécrétions des membranes muqueuses, spécialement des voies aériennes et digestives.

Les urines sont, au contraire, augmentées par les bains, qui rappellent souvent aussi les douleurs articulaires, musculaires ou internes dépendant d'une maladie antérieure, et qui étaient oubliées quelquefois depuis longtemps.

Lorsque ces douleurs apparaissent, le médecin doit porter un pronostic favorable sur l'issue de la cure minérale, dont la durée doit être d'environ trente jours. Le traitement non surveillé produit souvent la fièvre thermale qui, généralement traitée par l'expectation, n'offre aucun danger.

DES INDICATIONS GÉNÉRALES DES EAUX DE SAINT-ALBAN

En parcourant, même d'un œil distrait, l'analyse des sources, donnée précédemment, on voit, au simple énoncé de leurs principaux éléments constitutifs, de quelles propriétés elles sont douées, toutes les fois qu'il s'agit d'associer les ferrugineux aux alcalins unis à une forte proportion de gaz acide carbonique.

Affections du Foie et des Voies biliaires.

Par leurs bicarbonates, dont la quantité dépasse deux grammes par litre, elles favorisent puissamment la diurèse, et sont d'une utilité incontestable dans les hyperhémies et hypertrophies simples du foie et des reins.

Nous n'avons nullement la prétention de disputer à Vichy la prééminence pour la cure des affections hépatiques : nous désirons seulement appeler l'attention de nos confrères sur les bons effets de l'eau de Saint-Alban, dans le début des maladies des organes de la glycogénie et de l'uropoèse.

« Dans les affections du foie et des voies biliaires,

« dit Rotureau (1), il ne faut jamais perdre de vue « qu'il se trouve des malades trop affaiblis pour « supporter une cure fluidifiante et dépressive à « des eaux fortement minéralisées. C'est dans les « cas d'hypertrophie et de congestion du foie qu'on « se trouve bien des eaux bicarbonatées moyen- « nes. »

L'on n'oubliera point que cet auteur, justement apprécié par ses travaux sur les principales eaux minérales de l'Europe, a placé celles de Saint-Alban, au point de vue de leurs sels alcalins, dans la classe moyenne.

Affections des Voies urinaires.

Dans les affections des voies urinaires, l'écueil des eaux trop minéralisées est plus grand encore. A l'irritabilité très vive, soit de nature inflammatoire, soit de nature nerveuse qui accompagne si fréquemment le catarrhe de la vessie, se joignent bientôt les symptômes de rétention d'urine, ou tout au moins de dysurie très douloureuse. Les eaux bicarbonatées sodiques, appliquées avec juste raison aux affections de ce genre, manifestent d'autant mieux leurs qualités diurétiques que leur minéralisation n'est pas trop élevée.

(1) *Des principales eaux minérales de l'Europe.* Paris, 1858.

Affections des Reins.

Le même ordre de considérations peut s'appliquer au traitement de la gravelle. « Nous n'avons vu, dit Nepple (1), aucun des malades affectés de douleurs néphrétiques ne pas être soulagé d'une manière prompte et remarquable sous l'influence des eaux de Saint-Alban. » Goin, dans un mémoire sur les eaux de Saint-Alban, en 1834; M. Gay, dans son compte rendu de 1852, avaient signalé cette action bienfaisante sur les affections chroniques des reins et de la vessie.

Nous les avons surtout trouvées efficaces lorsque les coliques néphrétiques étaient très rapprochées et que les reins étaient le siège de douleurs constantes. Durand-Fardel (2), comparant les eaux de Saint-Alban à une série d'eaux minérales applicables aux cas de ce genre, trouve « qu'elles sont plus médicamenteuses que Contréxeville, qu'elles sont beaucoup plus toniques et plus actives qu'Évian, que leur qualité notablement ferrugineuse les distingue des eaux de la Preste et de Moligt. »

(1) *Des eaux de Saint-Alban (Journal de médecine de Lyon)* t. IV, 1843.

(2) *Dictionnaire des eaux minérales*, t. II, p. 674.

Affections de l'Estomac. — Dyspepsies. Gastralgies.

Bien que les effets diurétiques des eaux de Saint-Alban soient des plus manifestes, leur caractère dominant est cependant d'être digestives et toniques, et, à ce point de vue, elles sont vraiment souveraines et peuvent entrer en lutte avec leurs superbes rivales de Vichy.

Elles peuvent être rangées au nombre des mieux appropriées à cette classe nombreuse de désordres fonctionnels des organes digestifs que l'on a désignés sous les noms de dyspepsie, gastralgie, gastrite chronique. Mais cette appropriation, qui leur est commune avec un très grand nombre d'eaux minérales, présente une particularité remarquable et qui leur est très spéciale.

Les dérangements de la digestion présentent souvent un caractère névropathique. C'est là ce qui constitue la gastralgie proprement dite. Les phénomènes douloureux dominent alors, soit que la région de l'estomac se trouve le siège d'un point douloureux fixe et plus ou moins constant (cardialgie), soit que l'introduction des aliments soit douloureuse; et, il arrive quelquefois, dans ce dernier cas, que l'introduction de la moindre substance, d'une simple cuillerée de liquide, ne puisse avoir lieu sans provoquer de vives souffrances.

Le traitement de ces sortes de gastralgies douloureuses est généralement très difficile, parce que les médicaments ne sont pas mieux tolérés que les aliments, et, la plupart des eaux minérales, même les plus efficaces dans le traitement de la dyspepsie, sont inapplicables, comme trop excitantes, même sous la simple forme de bains. « A Vals comme à Vichy, un bain d'eau minérale est excitant, il est préférable de la mitiger ». (Patissier, Rapport, etc. 1854.)

On obtient généralement des eaux de Saint-Alban (Ex.: *Observation troisième*), dans ces cas de gastralgies excessivement douloureuses, ce que l'on avait vainement cherché ailleurs, c'est-à-dire la tolérance. La quantité d'acide carbonique (trois grammes par litre), la proportion modérée des principes minéralisateurs, l'absence complète de sulfates, les plus indigestes de tous les sels contenus habituellement dans les eaux minérales, font que ces eaux sont souvent supportées sans peine dans des cas où toute autre médication paraissait impossible.

Prunelle et Ch. Petit (1), médecins fort distin-

(1) *Du mode d'action des eaux de Vichy.*

gués, avaient remarqué qu'on rencontre à Vichy de telles susceptibilités, qu'on est obligé de renoncer tout à fait à l'emploi des eaux. C'est dans les cas de ce genre que les eaux de Saint-Alban constituent un excellent succédané des eaux de Vichy.

Les qualités, notablement ferrugineuses, interviennent ici d'une manière d'autant plus précieuse, que ces gastralgies douloureuses sont l'apanage ordinaire de la chlorose de la puberté, une des affections sinon les plus graves, du moins les plus opiniâtres et les plus difficiles à traiter.

Après Petit, après Prunelle, nous trouvons encore pour corroborer nos assertions, l'opinion de Durand-Fardel qui, après avoir écrit dans son *Traité thérapeutique des eaux minérales,* page 540 : « Il ne manque qu'une chose à Vichy, ce sont des sources faiblement minéralisées », apprécie les eaux de Saint-Alban, dans son *Dictionnaire des eaux minérales*, de la façon suivante :

« Les troubles fonctionnels, surtout avec prédominance névropathique de l'estomac, les maladies de l'appareil urinaire et de la peau, constituent les applications les plus spéciales de ces eaux. Très digestives, faciles à tolérer, elles conviennent à toutes les formes de la dyspepsie, spécialement dans la dyspepsie par atonie de l'appareil digestif, sans perversion spéciale des sécrétions (dyscrasie). Nous ferons ressortir leur appropriation aux gastralgies douloureuses, dans lesquelles des eaux plus actives, et Vichy en particulier, ne sont point tolérées. La proportion de fer qu'elles renferment les indique surtout dans les gastralgies accompagnant la chlorose et l'anémie, ainsi que dans la chlorose de la puberté ou encore de l'âge critique. »

Affections des Femmes.

La composition des eaux de Saint-Alban se prête merveilleusement à la plupart des maladies dont les femmes sont affectées dans le cours de leur existence. Non seulement par le fer qu'elles contiennent, elles sont un puissant modificateur de l'économie, en donnant au sang appauvri une richesse qui lui manque; mais, par leur acide carbonique, elles sont un stimulant de l'hématose et augmentent la vitalité du système utérin. Aussi, chez les jeunes filles impubères, ou chez celles qui sont dysménorrhéiques, ou atteintes de ménorrhagie, voit-on, à la suite d'une saison à Saint-Alban, s'établir et se régulariser une fonction qui est d'une importance si capitale, non seulement pour l'harmonie de la santé, mais encore pour la conservation de l'espèce.

Et, cette antique réputation qu'ont ces eaux de

guérir l'impuissance et la stérilité, ne s'expliquerait-elle pas par la régularité de la menstruation, et l'effet aphrodisiaque des principes gazeux qu'elles contiennent?

Quoi qu'il en soit de l'explication théorique des faits, bien des femmes ont dû à l'eau prise en boisson, aux bains avec irrigation dans le bain, aux douches internes de gaz acide carbonique, la cessation d'une stérilité qui datait souvent de longues années.

Affections de la Peau.

Nous ne pouvons passer sous silence, avant de terminer ces indications générales des eaux de Saint-Alban, leur salutaire influence dans les dermatoses de toute provenance, et surtout dans les manifestations si diverses de la scrofule.

Cartier (1), inspecteur en 1816, dit dans son chapitre de la *Propriété des eaux* :

« Les maladies dans lesquelles on les emploie » avec avantage sont toutes celles de la peau, les « dartres de toute espèce. C'est surtout dans ces « maladies, le plus souvent rebelles, que nous « avons vu des cures étonnantes. »

(1) *Notice et analyse des eaux minérales de Saint-Alban.* Lyon, 1816.

Il est impossible, en effet, de n'être pas frappé du nombre considérable de malades affectés de dermatoses diverses qui affluent à Saint-Alban, et, en réfléchissant à leur action salutaire sur les organes digestifs, on pourra se rendre compte de cette appropriation spéciale.

Les nombreuses et profondes sympathies qui unissent la peau à l'estomac, font que très souvent une excitation morbide, une irritation latente, une altération quelconque de l'organe de la digestion, a un retentissement sur les fonctions excrétoires de la peau, et, comme les effets de nos eaux sont manifestes, dans tous les cas de désordres gastriques, il est naturel de s'expliquer ainsi la disparition de leurs actions réflexes. Ainsi, certains eczémas, certains herpès, l'impétigo figurata, ne disparaissent qu'avec le rétablissement de la digestion. C'est ce qui rendra toujours le *sublata causa tollitur effectus,* le but de tout thérapeute.

Par suite des heureuses modifications imprimées à l'organisme débilité par le lymphatisme et le scrofulisme, les eaux de Saint-Alban triomphent des différentes manifestations de ces deux diathèses, soit qu'elles se montrent sous forme d'éruptions mal définies du cuir chevelu, de pityriasis, d'eczéma des sourcils, des ailes du nez ou d'ecthyma et de lupus.

En combinant au traitement thermal quelques

autres moyens topiques ou généraux, on voit encore guérir à Saint-Alban des dermatoses plus invétérées, telles que les couperoses, les pityriasis rubra, les sycosis tuberculeux, etc.

Le cas observé par le docteur Monin (1), pendant un séjour qu'il fit à Saint-Alban, pour se guérir d'une affection que nous relaterons plus loin, trouve naturellement sa place ici :

« J'ai encore, dit-il, présente devant mes yeux, « une femme jeune encore affreusement défigurée « par les hideux stigmates de cette affection serpi- « gineuse désignée par Willan sous le nom de pso- « riasis gyrata. On suivait de l'œil, à ces traces, « cette dégoûtante affection, sillonnant par larges « bandes la face, le cou et la poitrine, sur les- « quels elle traçait des signes en spirales irrégu- « lières, imitant à s'y méprendre les sinuosités, « caps et promontoires d'une carte géographique. « A l'époque où je la vis, elle recommençait, après « une interruption de quelques semaines, son « deuxième traitement de la saison ; on distin- « guait encore par-ci, par-là, quelques croûtes sur « la surface du derme attaqué par la maladie her- « pétique ; mais la plus grande partie des surfaces « ci-devant attaquées était blanche, et offrait cet « aspect nacré des bonnes cicatrices ; tout faisait

(1) *Essai sur les eaux minérales de Saint-Alban.*

« donc espérer une guérison prochaine des parties « encore malades. »

Nous n'avons pas encore eu la bonne fortune d'observer dans notre pratique un cas aussi rebelle; mais, dans deux cas de pityriasis du cuir chevelu, chez deux jeunes filles d'une douzaine d'années, à constitution délicate et à tempérament lymphatique, la guérison n'a été obtenue que par un traitement prolongé.

Il faut se rappeler que s'il est des maladies dans lesquelles les récidives soient fréquentes, ce sont assurément les affections dartreuses qui présentent ce genre de ténacité.

Dans ces cas, il ne suffira pas de prendre les eaux sur les lieux, il faudra les administrer pendant longtemps, même après la saison, mais avec des intervalles de repos; car les remèdes, dans les affections constitutionnelles ou invétérées, n'agissent qu'autant qu'ils sont pris en petite quantité et continués longtemps.

On voit donc par les quelques pages qu'on vient de lire, à combien d'affections diverses peuvent s'adresser d'une manière efficace les eaux de Saint-Alban.

Nous avons été heureux de nous appuyer sur l'autorité de médecins tels que les Durand-Fardel, les Nepple, les Monin, dont le témoignage ne saurait être passible des reproches qu'à tort ou à raison, on adresse souvent aux écrits des médecins inspecteurs. Nous nous empresserons de citer dans la partie clinique de cet ouvrage les observations de médecins n'étant pas officiellement intéressés dans la question. Leurs travaux paraîtront peut-être, aux yeux des lecteurs prévenus, avoir le mérite de venir de juges plus impartiaux.

Établissement hydrothérapique.

Saint-Alban, outre ses sources, si parfaitement captées, et leur richesse en gaz acide carbonique, qui mérite de le placer au rang des premières stations de France, possède un établissement hydrothérapique de premier ordre, et dont nous ne dirons qu'un mot.

A part son agencement qui réalise tous les progrès de l'hydriatrie actuelle, il est dans des conditions exceptionnelles d'installation, sous le rapport de la pression et de la température de l'eau, ces deux facteurs indispensables à toute bonne hydrothérapie.

La force de projection de l'eau, l'un des éléments les plus importants du procédé opératoire, se fait sous une pression de deux atmosphères. La température, grâce à un réservoir creusé dans les flancs de la montagne, est constante au-dessous de 10 degrés. C'est, d'après le docteur Fleury, entre 8 et 10 degrés que l'eau présente les conditions les plus favorables pour l'efficacité du traitement.

D'ailleurs, toutes les fois que l'application de l'eau est nécessaire à une température inférieure, il y a toute facilité pour l'avoir au degré voulu, l'Administration venant de faire annexer une glacière.

Ne semble-t-il pas que la création d'un établissement de ce genre soit la réalisation du vœu de Boyer (1), l'éminent professeur de la faculté de Montpellier :

« Je fais des vœux pour que des médecins in-
« struits fondent des maisons de santé, dans des
« endroits montueux, bien choisis, où se trouvent
« des eaux fraîches, vives, pures, et qu'ils y adop-
« tent une manière de vivre simple, calme, analo-
« gue à ce qu'enseigne la nature à ceux qui savent
« l'étudier. Je ne doute pas que ces médecins n'ob-
« tiennent des succès qui feraient bientôt oublier
« tous ceux qui sont attribués à Priessnitz. »

Ce souhait a été réellement accompli dans toute l'acception du mot, car le médecin instruit que

(1) *Recherches historiques et critiques sur l'hydrothérapie*, p. 18.

voulait Boyer a été, pour la fondation de l'établissement hydrothérapique de Saint-Alban, M. Gilbert-Dhercourt.

Citer ce nom me dispense d'en faire l'éloge.

On voit donc, d'après la description que nous venons de faire du site et des environs de Saint-Alban, que nul autre lieu ne paraissait réunir de meilleures conditions pour l'établissement de la médication par l'eau froide, si répandue de nos jours, grâce à la méthode rigoureusement scientifique dans laquelle les Fleury et les Beni-Barde l'ont enfermée.

Nous verrons, dans la suite de ce travail, quel adjuvant précieux est la douche pour le traitement des maladies nerveuses, qu'il devient presque impossible de guérir sans le secours de la médication hydrique.

Il faut se rappeler que les succès de l'hydrothérapie seront d'autant plus brillants, qu'on se soumettra à ce genre de traitement loin du tourbillon et du tumulte des villes, débarrassé du souci des affaires, tout à fait en pleine campagne, au milieu d'un air vif, sec et pur, sous une ample radiation solaire, près d'une végétation luxuriante.

Ce n'est qu'à ces conditions que l'on peut obtenir du traitement des résultats certains et durables.

L'hydrothérapie chez soi est tout au moins un leurre, si elle n'est un danger.

DEUXIÈME PARTIE

OBSERVATIONS DE CLINIQUE GÉNÉRALE

Avant de passer en revue les résultats cliniques obtenus à l'aide de la médication carbonique, et qui doivent plus spécialement nous occuper, nous voulons mettre sous les yeux du lecteur des faits de guérison, dus à l'eau prise en boisson, en bains, seule ou combinée avec un traitement hydrothérapique.

Observation première.

LYMPHATISME. — CHLORO-ANÉMIE. — DYSPEPSIE.
LEUCORRHÉE. — NÉVROPATHIE.
DEUX SAISONS A SAINT-ALBAN — GUÉRISON.

M. Coutaret, chirurgien en chef de l'hospice de Roanne, nous adresse, le 19 juin 1878, Mlle T...

Tempérament nervoso-lymphatique, brune, plutôt maigre, 21 ans.

Les téguments et les muqueuses sont pâles. La face est pâle aussi, mais avec une nuance d'un jaune plus ou moins verdâtre, principalement autour de la bouche et à la lèvre supérieure. Les yeux sont cernés, les tissus sont mous.

Les règles reviennent deux fois par mois, sont à peine colorées, peu abondantes et accompagnées de douleurs lombaires. Elles durent peu et se terminent par de la leucorrhée. Quelquefois des épistaxis précèdent la menstruation.

Les digestions sont troublées, l'appétit languissant, irrégulier, dégoût suprême pour la viande, constipation.

Les extrémités sont généralement froides et humides en même temps. Mlle T... est très sensible aux variations atmosphériques.

Le pouls est petit, intermittent.

Palpitations, étouffements.

Transpiration facile, après un exercice même peu prolongé, faiblesse très grande.

Point douloureux très limité au niveau du foie. Douleurs névralgiques au-dessous du sein droit. Très impressionnable.

Traitement.

Deux verres d'eau minérale, huit au bout de quinze jours.

Douches générales biquotidiennes en jet de 10 secondes. Le 17 juillet, jour de son départ, l'état de Mlle T... était très satisfaisant. Elle faisait des promenades et des courses sans se fatiguer, mangeait bien et avait engraissé. La menstruation eut lieu et fut normale.

Nous engageâmes néanmoins Mlle T... à revenir en septembre, ce qu'elle fit; soumise au même traitement, elle partit au bout de quinze jours, complètement rétablie.

La guérison s'est maintenue.

Nous avons revu Mlle T... cette année, elle nous a assuré que depuis son séjour à Saint-Alban, elle avait toujours joui d'une bonne santé et qu'elle avait toujours été bien menstruée.

Observation deuxième.

LYMPHATISME. — CHLORO-ANÉMIE. — DYSPEPSIE. ÉTAT NERVEUX. — DEUX SAISONS A SAINT-ALBAN. — GUÉRISON.

Mme L..., modiste, depuis longtemps fatiguée par toutes sortes de malaises où dominent surtout de la faiblesse, de l'inappétence et des douleurs gastriques, désirait venir à Saint-Alban. Elle y arrive au commencement de juin 1879.

Agée de 23 ans, elle est châtaine, d'une constitution délicate et d'un tempérament lymphatico-nerveux. Mariée depuis un an, elle n'a point eu de grossesse.

A 13 ans, une fièvre typhoïde grave mit ses jours en danger. La convalescence fut très longue, caractérisée par de l'œdème des jambes et des pieds, des palpitations et une maigreur excessive.

Les règles parurent pour la première fois à l'âge de 14 ans, furent régulières jusqu'au mariage, d'une durée de quatre jours et sans leucorrhée. Depuis, la menstruation a été irrégulière, précédée de coliques et suivie de pertes blanches.

L'appétit troublé est devenu presque nul. Une douleur s'est fixée au creux épigastrique avec irradiation douloureuse le long du sternum et de la région cervicale gauche, produisant de l'étouffement si la malade est contrariée. (Sensation de la boule hystérique.)

Tous les quinze jours, il survient des vomissements d'eaux claires, précédés de nausées et de céphalalgie affectant surtout la forme hémicranienne.

Renvois sans odeur ni saveur, mais quelquefois brûlants.

Le dégoût est prononcé pour toute espèce d'aliments, avec une appétence relative toutefois pour la salade, les salaisons et les mets épicés.

Les évacuations alvines n'ont lieu que tous les trois jours.

Quelques douleurs vagues dans les deux poignets et entre les épaules, mais la poitrine est saine.

Le sommeil n'est pas régulier et est interrompu par des cauchemars.

Le froid aux pieds est permanent.

Traitement.

L'eau en boisson est d'abord prise par demi-verrée, et la dose progressivement portée à douze verrées par jour.

Injections vaginales quotidiennes d'un quart d'heure, avec l'eau minérale.

Treize jours après, les règles s'établissent sans douleur et ne sont point suivies de flueurs blanches. Mme L... quitte Saint-Alban après vingt et un jours de traitement, et en assez bon état. L'appétit est revenu, les selles se sont régularisées.

Nous avions conseillé l'hydrothérapie, mais nous n'avions pu vaincre la répugnance de la malade pour ce genre de traitement. Toutefois, elle nous fit la promesse de prendre des douches, si elle revenait.

A son retour, qui eut lieu le 18 août, Mme L... nous apprend qu'elle n'a éprouvé un bien réel de son traitement de juin, qu'un mois après avoir quitté Saint-Alban.

Depuis cette époque les garde-robes ont été quotidiennes, les douleurs d'estomac peu sensibles, les envies de vomir et les vomissements très rares et la céphalalgie presque nulle. Les pieds se réchauffent, le sommeil est bon, mais ne vient que difficilement.

Nous n'ajoutons à l'eau en boisson et aux injections vaginales prises comme précédemment, qu'une douche générale froide en jet mobile de quelques secondes, une fois par jour.

Mme L... part après une deuxième saison de quinze jours, en très bon état.

En ce moment, elle jouit d'une santé florissante.

Nous pourrions multiplier à l'infini les faits de ce genre, car un grand nombre de femmes se présentent à nous avec le syndrome suivant : teint pâle, forces perdues ou notablement diminuées, appétit nul ou bizarre, digestions mauvaises ou très lentes, constipation ou diarrhée, menstruation difficile ou irrégulière, affectant la forme de leucorrhée ou de ménorrhagie, douleurs vagues, plus ou moins névralgiques, maux de tête, perte de sommeil, le tout accompagné d'un état nerveux qui modifie le caractère et conduit souvent à une variété de la grande névrose (l'hystérie), si l'on ne suit assez tôt un traitement curatif.

A propos des deux observations que nous venons de citer, on objectera, peut-être, que l'hydrothérapie à elle seule eût suffi pour guérir ces états de chlorose et d'anémie entés sur une constitution débilitée par le lymphatisme. Nous accordons volontiers, avec Fleury, que le traitement par l'eau froide a sur l'hémopoèse une grande influence et augmente l'activité des fonctions nutritives. C'est en partant de ces données, comme le remarque Noël Gueneau de Mussy, qu'on a vulgarisé l'emploi de l'hydrothérapie dans la chlorose et l'anémie. Mais malgré ce traitement héroïque, le fer n'en reste pas moins le spécifique de cette altération du sang si fréquente de nos jours, que l'anémie est, pour ainsi dire, la maladie du XIXe siècle. Ce précieux agent de reconstitution ne doit point être donné à dose brutale, d'après les nombreuses recettes qui s'étalent à la quatrième page des journaux, mais pris au contraire en petite quantité et associé à d'autres principes qui en rendent l'assimilation plus facile. Sous ce rapport, les eaux minérales, modérément ferrugineuses, conviennent très bien à ces constitutions délicates; à ces tempéraments lymphatiques, qui ne sauraient, sans inconvénient, supporter des doses massives. Ainsi qu'on l'a établi : dans les eaux minérales carboferrées, l'acide carbonique en excès facilite beaucoup l'absorption des sels de fer.

Bien que nous ne traitions de l'acide carbonique que dans notre troisième partie, nous allons, à propos de la chlorose, extraire cette page de la thèse de M. Terver (1) :

« J'ai vu très positivement que dans des cas de chlorose bien établis, et sans autres moyens auxiliaires, l'inhalation du gaz acide carbonique rectifiait, si je puis dire, la respiration, la régularisait, lui donnait une puissance plus grande, et qu'au lieu d'empêcher l'oxygénation, elle la rendait plus complète. Telles sont du moins les conséquences que l'on doit tirer, lorsqu'on remarque, chez un grand nombre de chlorotiques, cette pâleur verte, cette lassitude constante, cette faiblesse extrême, cette inappétence, ou ces digestions bizarres ou capricieuses, une menstruation enfin plus ou moins irrégulière. Quand on a remarqué tous ces phénomènes bien saillants, avant ce traitement spécial et unique, quand on voit, dis-je, ces phénomènes disparaître entièrement sous l'influence de ce

(1) *De l'inhalation du gaz acide carbonique dans la chlorose.* Thèse de Paris, 1854, p. 17.

traitement, indépendant de tout autre, ne doit-on pas croire à son efficacité d'abord, mais, plus particulièrement encore, à une action dont l'influence est loin d'être comprise?

» Quoi qu'il en soit, on peut induire ce fait remarquable, savoir : qu'au moyen de l'inhalation du gaz acide carbonique on modifie favorablement l'hématose ».

Observation troisième.

DYSPEPSIE DATANT DE QUINZE ANS. — GASTRALGIE. PYROSIS. — UNE SAISON A SAINT-ALBAN. — GUÉRISON.

Le 29 juillet 1879, arrive à Saint-Alban Mme J..., adressée à nos eaux par son médecin ordinaire, M. le docteur Noack, de Lyon.

Cet honoré confrère soigne depuis quelques années Mme J... pour une dispepsie chronique.

Le début de cette affection remonte à quinze ans. Les principaux symptômes sont de fréquents vomissements de mucosités ou de matières alimentaires, des accès de gastralgie avec pyrosis.

Mme J... a passé l'époque de la ménopause avec les mêmes phénomènes. Elle est profondément débilitée; les traits sont tirés, le facies porte l'empreinte de la souffrance; il est d'une teinte terreuse qui fait songer à une affection organique. La dénutrition causée par la persistance des vomissements muqueux et surtout alimentaires explique cette apparence cachectique. Mme J..., qui est très intelligente, se rendait parfaitement compte de son état. Elle reconnaît la nature des aliments dans les matières vomies, même après trente-six heures; et sur ces matières, semble surnager, dit-elle, une couche huileuse.

Dans les intestins et dans l'estomac, une production abondante de gaz donne lieu à des borborygmes et à des éructations parfois nidoreuses. Au creux de l'estomac existe une douleur sourde et continue qui tantôt est calmée, tantôt exaspérée par la présence des aliments. Le palper abdominal le plus minutieux n'a fait constater, ni à son médecin ordinaire, ni à nous, aucun engorgement viscéral. Constipation.

Traitement.

L'eau est prise à la dose de deux verres, par moitié, et comme elle est bien supportée, nous en conseillons quatre verres, dès le sixième jour. Au vingtième jour Mme J... buvait une dizaine de verres, qui étaient bien tolérés.

Chaque jour, le gaz acide carbonique pur est pris en déglutition, pendant cinq minutes.

Mme J... nous quitte le 20 août, enchantée des résultats de son traitement. Elle n'avait vomi qu'une seule fois, et nous apprîmes par sa femme de chambre que cela était dû à un écart de régime. Le seul phénomène digne de remarque, fut une légère diarrhée au douzième jour du traitement.

Il y avait entre l'état de la malade, à son arrivée et à son départ, une telle différence, que c'était à ne pas y croire. La coloration de la face avait remplacé une teinte jaunâtre, le vif éclat des yeux un regard terne, et un embonpoint déjà évident une maigreur squelettique.

Voilà un cas où il nous sera permis de dire qu'une trop grande minéralisation aurait pu être funeste, car les eaux moins minéralisées par le bicarbonate de soude sont mieux supportées, prises à l'intérieur, toutes choses égales d'ailleurs, par les individus à sensibilité intestinale exagérée, et par ceux qui sont arrivés à un état de débilité trop prononcée.

Le cas suivant, cité par le docteur Monin (1), offre

(1) *Essai sur les eaux minérales de Saint-Alban*, p. 21. Lyon, 1866.

avec le nôtre une telle analogie, que nous le rapportons in extenso :

Observation quatrième.

« Mme la supérieure des Ursulines de R. de G.,
« âgée d'environ 50 ans, d'un tempérament nerveux, lymphatique, a passé sans accidents notables l'époque de la ménopause. Toutefois, depuis un an ses digestions ne se font plus aussi bien, et, dans ces derniers temps, cette faculté de plus en plus affaiblie est devenue presque tout à fait nulle. Les aliments les plus légers ne sont digérés qu'avec la plus grande peine, et souvent rejetés par les vomissements. Il y a de la fièvre, de l'insomnie et d'assez vives douleurs abdominales. A ces symptômes se joignent une constipation opiniâtre et une grande faiblesse. Les médecins ordinaires de la malade avaient diagnostiqué une affection squirrheuse dont l'existence ne me parut pas démontrée. Je n'entrerai point ici dans le détail complexe des moyens que j'employai pour remédier aux principaux accidents. Ne voulant ici mentionner que la part prise à cette cure, par les eaux de Saint-Alban, je me bornerai à dire que, dès que l'intéressante malade eût été amenée à supporter sans

« trop de fatigue quelques parcelles d'aliments, et « préludé à un plus grand voyage par quelques « promenades faites sans trop de fatigue dans le « jardin attenant à la maison, je me hâtai de la « diriger sur Saint-Alban, où les bains d'abord, et « les eaux prises avec précaution et graduellement « la transformèrent tellement, qu'à mon arrivée, « quelques semaines après, j'avais peine à en « croire mes yeux. La face émaciée, la teinte « jaune paille, les yeux cernés et abattus, la mai- « greur excessive avaient été remplacés par une « remarquable fraîcheur, de la fermeté dans les « chairs, un teint animé, et sinon de l'embon- « point, du moins un état remarquable de vigueur. « La malade buvait alors jusqu'à quinze verres « d'eau par jour, sans que son estomac en fût fa- « tigué, faisait dans l'intervalle de longues prome- « nades, éprouvait un appétit soutenu, digérait « parfaitement, dormait à souhait et remplissait à « merveille toutes ses fonctions. Au bout de six « semaines, elle était dans un état de santé pres- « que parfait, rendue aux bonnes sœurs et à tout « le public sympathique qui attendait impatiem- « ment son retour.

Enfin, pour terminer ces observations de clinique générale, nous laisserons M. Monin raconter comment il fut guéri, à Saint-Alban des suites d'une angine de poitrine (1).

Observation cinquième.

« Toujours est-il qu'à la suite de cette maladie, « il me resta, en outre, des fourmillements et « élancements électriques des membres thoraci- « ques, ainsi que des angoisses passagères carac- « téristiques de cette maladie, un état général de « surexcitation nerveuse, auquel se joignirent une « insomnie opiniâtre, une céphalalgie gravative « et des étourdissements après la moindre excita- « tion morale, physique ou intellectuelle.

« C'est dans cet état de découragement et de « souffrance générale que je me rendis à Saint- « Alban dans les premiers jours de juillet. Je me « mis de suite à l'usage des bains alcalins natu- « rels qui y sont offerts à profusion; mais j'usai « peu dans le commencement des eaux minérales « en boisson, leur principe gazeux augmentant « mes vertiges et mes insomnies; au bout de quel- « ques jours, la tolérance étant acquise, je pus « faire un usage notable de cet agent puissant de « diurèse. Bientôt je ne tardai pas à éprouver une

(1) *Loc. cit.*, p. 23.

« véritable sédation de tous mes symptômes ner-
« veux, lesquels, au bout de trois semaines,
« avaient presque complètement disparu.

« Aujourd'hui, le sommeil est rétabli, les élan-
« cements nerveux dans les membres ne se font
« sentir que faiblement et à de rares intervalles;
« l'oppression qui se manifestait à la moindre mar-
« che ascensionnelle me permet de gravir d'assez
« fortes pentes sans en être incommodé. Je puis
« me livrer aux travaux de cabinet sans trop de
« fatigue cérébrale, et mon état de santé est aussi
« convenable que peut le permettre mon âge. »

TROISIÈME PARTIE

DU GAZ ACIDE CARBONIQUE

Historique.

Parmi les eaux minérales de France les plus riches en gaz acide carbonique, celles de Saint-Alban tiennent l'un des premiers rangs. C'est à cette grande abondance de principes gazeux qu'elles doivent d'avoir été mises, par feu Demarquay, sur le même rang que Nauheim et Kissingen, pour les heureux résultats obtenus à l'aide de la médication carbonique.

Bien que M. Herpin, de Metz, dans une notice publiée en 1855, sur le traitement par l'acide carbonique en Allemagne, ait assuré que cette médication n'avait jamais été mise en pratique en France, il n'en reste pas moins établi que Saint-Alban a été son berceau.

Patissier, dans son rapport à l'Académie de médecine, sur le service des établissements thermaux, pendant les années 1851 et 1852, mentionne des faits relatifs à l'emploi de l'acide carbonique en inhalations et en bains.

Dès avant 1834, on administrait à Saint-Alban des bains d'acide carbonique. Voici comment M. Goin (1) décrit le procédé : « Le malade est « placé dans une baignoire de cuivre bien éta- « mée, ouverte à la partie supérieure, et fermant « d'ailleurs très hermétiquement ; un coussinet « autour du cou sert à intercepter l'air ou la va- « peur de la baignoire et fait que la respiration « s'opère sans danger. On fait arriver d'abord un « courant de vapeur émolliente, ensuite un autre « de gaz acide carbonique; bientôt après, on di- « minue la vapeur de manière à ne produire que « 16 ou 18 degrés de chaleur, et l'on augmente « le courant de gaz jusqu'à ce que le malade « éprouve un sentiment de titillation sur toute la « peau; quinze ou vingt minutes après, on soulève « une large soupape, le gaz disparaît et la vapeur « émolliente le remplace. »

Quant à l'emploi de l'acide carbonique en inhalation, voici comment le docteur Goin fut amené

(1) *Mémoire sur les eaux minérales de Saint-Alban*. Roanne, 1834.

à en faire l'application. Un ouvrier asthmatique, qui travaillait au canal souterrain servant de conduite aux eaux minérales, avait été plusieurs fois menacé d'asphyxie pendant cette opération; mais il s'aperçut qu'il respirait avec beaucoup plus de facilité, après avoir été soumis à l'action asphyxiante du canal souterrain.

M. le docteur Gay, médecin inspecteur, signalait également dans ses rapports annuels les divers appareils qui servaient au traitement par l'acide carbonique.

Il est donc permis de s'étonner que les premières publications sur l'emploi de l'acide carbonique en Allemagne, aient passé sous silence la pratique de cette médication qui existait déjà en France. Cet oubli ne peut s'expliquer que par l'engouement scientifique pour tout ce qui venait d'outre-Rhin, il y a quelques années: engouement poussé jusqu'à ses extrêmes limites.

Trop souvent nous avons été, par une admiration irréfléchie et exagérée de l'étranger, sinon oublieux de nos savants, tout au moins indifférents pour leurs découvertes. Combien de travaux allemands nous paraissaient avoir le mérite de la nouveauté, qui n'étaient que la reproduction des nôtres, sous une forme nouvelle! Pour ne parler que de la théorie cellulaire de Virchow, ne sait-on pas qu'elle est l'œuvre du professeur Kuss, le maire patriote de Strasbourg, qui mourut de douleur en apprenant la cession de l'Alsace à la Prusse.

Qu'un des leurs, Schopenhauer (1), les connaissait mieux, quand, reprochant à ses compatriotes d'imiter tantôt les Français, tantôt les Anglais, il dit que c'est encore ce qu'ils peuvent faire de plus fin, car réduits à leurs propres ressources, ils n'ont rien de sensé à offrir.

Et, afin que la sincérité de ses sentiments ne pût être mise en doute, le célèbre philosophe prussien, en prévoyance de sa mort, fit cette confession :

« Je méprise la nation allemande, à cause de sa « bêtise infinie, et je rougis de lui appartenir. »

Nous n'irons pas aussi loin que Schopenhauer, et nous conviendrons qu'il y a du bon quelquefois chez les Allemands.

Que l'on nous passe cette digression, et maintenant que nous nous sommes en partie guéris de cet enthousiasme malsain, il faut que les malades sachent bien que nos eaux françaises sont infiniment supérieures à toutes celles que possèdent les autres nations européennes (2).

Bien que Saint-Alban ait vu naître la médication

(1) *Pensées, maximes de Schopenhauer,* extraites de ses ouvrages par M. J. Bourdeau. Paris, Germer Baillière.

(2) Mayet, in *Répertoire de pharmacie,* 25 juillet 1877.

par le gaz acide carbonique, il faut avouer que les propriétaires de ces eaux firent peu de chose pour l'installation de ce nouveau genre de traitement; préoccupés avant tout d'étendre leurs relations commerciales pour l'exportation de leur eau minérale, ils sacrifièrent pendant longtemps Esculape à Mercure, malgré les pressants conseils de leurs inspecteurs. M. le professeur Peter (1) nous apprend combien les débuts de la médication carbonique « furent modestes : « Six becs seulement étaient affectés aux malades. Le gaz, traversant une couche « d'eau, était recueilli à sa surface par un petit entonnoir à long tube et aspiré par chaque malade. »

Sous l'inspectorat de M. Gay, notre prédécesseur, de grands progrès furent accomplis. Une ancienne chapelle servant d'église, tant que Saint-Alban ne fut qu'un hameau, a été affectée tout entière au traitement par l'acide carbonique, et, aujourd'hui, dans deux salles, cinquante personnes peuvent à leur aise et simultanément aspirer et déglutir ce gaz bienfaisant. Plusieurs cabinets indépendants, annexés aux salles, sont destinés aux douches locales, vaginales, utérines, etc., ou à l'application du gaz pour le traitement externe, avec les divers appareils nécessités pour les bains entiers et partiels.

(1) Thèse. *De l'inhalation du gaz acide carbonique.* Paris, 1854.

Ce pavillon spécial dont nous venons de parler est déjà insuffisant pour les nombreux malades qui viennent chaque année demander à l'acide carbonique la disparition de leur oppression ou le recouvrement de leur voix.

Aussi l'Administration actuelle, à laquelle il n'est que besoin de signaler les améliorations à faire dans l'intérêt des malades, pour les voir aussitôt mises à exécution, va-t-elle annexer à l'Établissement hydrothérapique une vaste et magnifique salle exclusivement affectée aux aspirations carboniques. Ce sera un véritable salon, où chaque malade, confortablement assis, les coudes appuyés sur une élégante tablette, pourra simuler l'art du fumeur en pressant entre ses lèvres l'embout d'un tuyau rattaché à un calumet invisible. S'il n'entend point : « murmurer l'eau tiède au fond d'un narguillé », il éprouvera du moins sur sa muqueuse desséchée par les chaleurs de l'été, une sensation de fraîcheur agréable.

Les lecteurs auxquels nous nous adressons sont trop familiarisés avec l'acide carbonique, pour qu'il soit nécessaire de rappeler tout ce qui a été dit sur cet agent gazeux depuis sa découverte. Nous abordons de suite ses principales indications, étayées de faits cliniques.

Du Traitement externe par le gaz acide carbonique.

Le gaz acide carbonique s'emploie, à Saint-Alban, en bains généraux, en bains partiels, en douches locales, ou à l'intérieur, sous forme d'aspiration, d'inhalation, de déglutition, à l'état de pureté, sec, ou mélangé à des vapeurs d'eau minérale, ou à de l'air atmosphérique.

Les Bains de gaz acide carbonique.

Rotureau (1), qui s'est occupé d'une façon toute particulière des bains de gaz, les préconise dans les affections rhumatismales, et principalement dans une de leurs manifestations les plus graves et les plus rebelles, la paralysie du mouvement et de la sensibilité, et les diverses névralgies, particulièrement la névralgie sciatique. De toutes les formes de paralysie, celle qui cède le plus facilement est la paraplégie. Mais dans les paralysies essentielles, dépendant d'une affection organique

(1) *Étude sur les eaux minérales de Nauheim*; 1851, p. 141.

du cerveau ou de la moelle, les bains de gaz paraissent ne produire qu'un effet médiocre.

L'excitation produite sur le système circulatoire par le gaz acide carbonique fait, en général, proscrire les bains chez les pléthoriques.

Toutes les fois qu'il s'agit de rappeler une transpiration supprimée, les bains d'acide carbonique sont indiqués. Ils offrent cet avantage sur les bains russes, qu'ici la respiration se fait librement et sans gêne.

On les conseille avec avantage chez les goutteux, où l'exhalation cutanée, avec la secrétion urinaire, sont les grands moyens d'élimination. Aussi, une sueur abondante, survenant avant ou pendant le bain de gaz, est-elle un signe favorable dans les affections rhumatismales et goutteuses.

Heidler, de Marienbad, considère un augmentation de douleurs provoquées par les bains gazeux comme bienfaisante.

Ils ont souvent suffi à rappeler l'écoulement menstruel et hémorrhoïdaire accidentellement supprimé. Mélangés avec des vapeurs d'eau minérale chaude, ils sont très utiles contre les exanthèmes chroniques et atoniques de la peau, surtout ceux des membres inférieurs.

Des Douches de gaz acide carbonique.

Maladies palpébrales et oculaires.

Les douches locales gazeuses sont appliquées dans certaines affections des sens spéciaux presque exclusivement. On les emploie dans plusieurs maladies de l'œil passées à l'état chronique. Connaissez-vous rien de plus repoussant que ces affections des paupières à ectropion hideux, à granulations sécrétantes? C'est dans ces cas que triomphe la douche de gaz, et, l'on peut suivre l'amélioration pour ainsi dire jour par jour. Nous ne rapporterons que les deux cas suivants, observés l'année dernière à Saint-Alban.

Observation sixième.

BLÉPHARO-CONJONCTIVITE. — QUINZE JOURS DE TRAITEMENT. — AMÉLIORATION.

Mme R..., repasseuse, venue à Saint-Alban pour accompagner son mari que M. le docteur Émile Waton, de Terrenoire, nous avait adressé pour un traitement hydrothérapique, est atteinte d'une blépharo-conjonctivite ancienne.

Cette affection, indolente aujourd'hui, lui causait au début une douleur prurigineuse intense.

Les bords des paupières sont rouges et renversés en dehors, la conjonctive oculo-palpébrale est pleine de granulations. Plusieurs cils sont arrachés et une sécrétion abondante s'amasse chaque matin dans l'angle interne de l'œil. Épiphora.

Traitement.

Nous employâmes au début deux douches par jour, alternativement sur chaque œil. Elles produisaient un picotement assez désagréable, et une sécrétion exagérée de larmes, mais la tolérance se fit après quelques douches, et nous en pûmes porter le nombre à trois par jour.

Cette femme, qui ne consentit à suivre la médication carbonique que sur nos instances, fut très améliorée. Son départ eut lieu après quinze jours de traitement, parce que son mari avait terminé son séjour, que lui payait une société de secours mutuels.

Résultats. — Les paupières sont complètement détergées, le larmoiement, pour ainsi dire, nul, et l'aspect supportable. Nul doute que la cure n'eût été complète si le traitement eût été prolongé.

Observation septième.

BLÉPHARITE GLANDULO-CILIAIRE. — VINGT JOURS DE TRAITEMENT. — GUÉRISON.

Mme C..., que nous avions soignée il y à quatre ans pour une blépharite, l'a vue récidiver à la suite d'un séjour dans une habitation humide.

Cette femme peu fortunée, sur la promesse que nous lui fîmes de la soigner gratuitement, voulut bien venir à Saint-Alban. Elle arrive à la fin d'août. Nous constatons, alors, une sécrétion visqueuse des glandes de Meibomius, qui agglutine les cils et colle les paupières le matin.

Auparavant, de petits boutons de la grosseur d'un grain de millet causaient un léger prurit et laissaient suinter un liquide jaunâtre.

La muqueuse oculo-palpébrale est rouge et tuméfiée. Ectropion commençant, dacryocystite, névralgies circumorbitaires parfois intolérables.

Traitement.

Huit verres d'eau minérale par jour. Douches gazeuses bi-quotidiennes pendant huit jours, ensuite trois d'une demi-heure de durée, avec des alternatives de repos que nous conseillons à la malade d'utiliser pour faire des aspirations de gaz, afin d'agir sur un état catarrhal du poumon qui existe depuis longtemps.

Résultats. — Cessation des douleurs névralgiques, due, ce nous semble, au pouvoir anesthésique de l'acide carbonique. La sécrétion visqueuse est tarie. L'inflammation du sac lacrymal disparue.

Nous avons revu cette femme plusieurs fois. Les yeux sont toujours en bon état.

Le croirait-on? La disparition de son affection oculaire, cependant assez dégoûtante, lui cause moins de satisfaction que l'amélioration de son catarrhe pulmonaire et la guérison de sa migraine; résultats qu'elle attribue, avec raison, aux aspirations de gaz qu'elle à faites, dans l'intervalle de ses douches oculaires. En résumé, blépharite, névralgie, migraine, catarrhe pulmonaire, tout a été guéri ou amélioré par le traitement carbonique.

Des Douches de gaz acide carbonique.

1° *Dans les conjonctivites :* — Dans les inflammations aiguës de la conjonctive et de la cornée, les douches de gaz sont salutaires, mais on les emploie rarement. Il faut les réserver pour les cas chroniques, et, surtout pour les conjonctivites granuleuses;

2° *Dans les diverses kératites :* — Dans les kératites, l'effet, bien qu'efficace, est moins prompt. Quand il existe des ulcérations de la cornée, elles se détergent, perdent la tendance à gagner en profondeur, pour devenir superficielles, ne laissant après elles que des albugo et des leucoma qui disparaissent complètement, sous l'influence d'un traitement prolongé. En somme les kératites, qu'elles soient vasculaires, superficielles, profondes, ulcéreuses, sont justiciables des douches de gaz acide carbonique ;

3° *Dans les paralysies à frigore :* — On se trouvera également bien d'employer ces douches de gaz dans la paralysie de la paupière supérieure, survenant à la suite d'un refroidissement brusque. Quelques jets de gaz suffisent ordinairement à la faire disparaître. Il n'en serait pas de même, si la blépharoplégie était symptomatique d'une affection cérébrale, dépendant d'une hémorrhagie, d'un ramollissement ou d'une tumeur à la base du cerveau.

Des Douches de gaz acide carbonique dans les maladies de l'oreille.

« Dans toutes les surdités qui tiennent à une « affection chronique du conduit auditif externe,

« les douches gazeuses rendent de très grands « services. Ainsi, leur utilité est reconnue dans « toutes les otorrhées qui dépendent, soit d'une « subite inflammation de la muqueuse, soit d'une « maladie des os, déterminée surtout par un vice « scrofuleux (Rotureau) (1). »

Nous avons remarqué à Saint-Alban, ainsi que M. Rotureau l'a fait à Nauheim, que pendant l'application de la douche le malade éprouve toujours une plus grande sensibilité de l'ouïe.

Cette hyperesthésie peut, nous pensons, s'expliquer par le contact impétueux du gaz sur la membrane du tympan et la chaîne des osselets, et par la stimulation qu'il procure à leur fonctionnement.

Dans les surdités qui ne doivent pas guérir, il est remarquable de voir persister, après la douche, une perception des sons plus facile et plus distincte. Ce fait nous a surtout frappé chez M. Anq..., de Paris, qui était venu accompagner sa femme aux eaux de Saint-Alban. Atteint d'une surdité que nos savants et très distingués confrères les docteurs Bonnafont et Ladreit de la Charrière avaient déclarée incurable, M. A... voulut, malgré un avis défavorable de notre part, essayer les douches auriculaires gazeuses. La stimulation de l'organe auditif par les premières douches produisit en effet

(1) *Des principales eaux minérales de l'Europe*. Allemagne et Hongrie, p. 162.

une amélioration passagère, qui se traduisait surtout par une plus grande sensibilité de l'ouïe et une perception plus nette des sons, mais cette illusion ne fut pas de longue durée, car deux heures au moins après chaque douche, la surdité revenait à son même degré. Il en est ainsi chez ceux qui ne doivent pas guérir, tandis que la surdité diminue progressivement et de jour en jour chez ceux qui peuvent être ramenés à l'état physiologique.

Des Douches de gaz acide carbonique dans les maladies des fosses nasales.

Les inflammations chroniques simples de la pituitaire sont en général promptement modifiées et guéries par les douches d'acide carbonique.

C'est surtout l'ulcération de cette membrane, compliquée ou non d'altération osseuse, qu'on désigne sous le nom d'ozène, qui est heureusement modifiée par un traitement prolongé :

« Sous l'influence des douches, dit Rotureau, la sécrétion de la membrane de Schneider diminue peu à peu, et son odeur devient, en même temps, de moins en moins fétide. »

Dans tous les cas d'anosmie congéniale, il n'y a rien à attendre de l'usage des douches de gaz. Voici un cas de guérison d'ozène, compliquée d'angine chronique, que nous sommes heureux de citer.

Observation huitième.

OZÈNE. — ANGINE CHRONIQUE. — CHLOROSE. — UN MOIS DE TRAITEMENT. — GUÉRISON.

Mlle R... vient aux eaux de Saint-Alban d'après les conseils de M. le docteur Comte de Charlieu. Tempérament lymphatico-strumeux, pâleur des éguments et des muqueuses, tissus flasques. Odeur spéciale caractéristique, perçue à distance; a eu dans son enfance le chapelet ganglionnaire, un coryza perpétuel.

La menstruation, parue pour la première fois à seize ans, a toujours été irrégulière. difficile et suivie de leucorrhée. Céphalalgie habituelle très pénible, épistaxis fréquentes et supplémentaires, appétit nul; digestion accompagnée de flatulence, constipation.

La muqueuse de l'arrière-gorge est d'une rougeur diffuse, les amygdales grosses, la voix un peu enrouée.

Traitement.

Commencé le 23 juillet, il a été assez complexe. Nous avions à relever un organisme débilité et à lutter contre une affection rebelle. Chaque jour, nous procédâmes ainsi :

1° Douches générales froides, bi-quotidiennes de dix secondes, au début ; d'une demi-minute à la fin ;

2° Deux aspirations de gaz, en conseillant de porter l'embout au fond de la bouche, de manière à pratiquer le douchage de l'arrière-gorge ;

3° Deux douches naso-pharyngiennes, faites avec des solutions phéniquées au début, et à la fin avec du gaz acide carbonique mélangé à des vapeurs d'eau minérale.

Résultats. — Après un mois de traitement, cette jeune fille est partie complètement débarrassée de sa triste affection. L'odeur caractéristique de l'ozène avait disparu. La constitution, sous l'influence de la douche froide et de l'eau en boisson, s'était fortifiée, Mlle R... offrait tous les attributs d'une bonne santé.

Nous nous sommes servi pour l'administration de ces douches nasales de l'olive de M. Albertin. C'est une heureuse et ingénieuse modification de l'olive ordinaire, qui peut ainsi rendre de grands services dans le traitement des affections, tant des fosses nasales que des arrière-narines.

On donnera encore avec avantage des douches locales gazeuses, dans certaines pertes du mouvement d'une partie d'un membre, d'un ou de plusieurs doigts, par exemple; dans les ulcères atoniques, surtout chez les vieillards, dans certaines maladies pustuleuses de la peau, telles que la mentagre, le porrigo, l'acmé ou dartre pustulente disséminée.

DU GAZ ACIDE CARBONIQUE

PRIS A L'INTÉRIEUR — MALADIES DE LA GORGE.

Dans les inflammations catarrhales chroniques de la muqueuse des pharynx, des amygdales et de la luette, accompagnées d'une exsudation mamelonnée, les inhalations carbo-gazeuses sont principalement utiles. Ce catarrhe s'étend souvent à la muqueuse laryngienne. Il y a un changement dans le timbre de la voix, une prompte fatigue de l'organe vocal, et fréquemment de l'aphonie. C'est la pharyngo-laryngite granuleuse de Spengler.

Observation neuvième.

PHARYNGO-LARYNGITE GRANULEUSE. — UN MOIS DE TRAITEMENT. — GUÉRISON.

Notre ami, le docteur Reuillet, nous adresse, en 1878, Mme I.... Tempérament lymphatique, 35 ans, brune. A la suite de nombreuses récidives de catarrhe de la gorge et de fréquentes esquinancies, la voix devient rauque, nasonnée.

L'hyperhémie de la trompe amène de la surdité.

La déglutition est gênée; quelquefois sensation d'une constriction douloureuse à la gorge.

En abaissant la langue, on voit la muqueuse de l'arrière-bouche d'un rouge violacé par plaques, avec un pointillé sur les piliers du voile du palais. Les amygdales sont hypertrophiées.

L'examen au laryngoscope nous montre surtout un gonflement des cordes vocales supérieures, qui donne à la muqueuse une apparence spongieuse.

Il existe une toux gutturale fort incommode, un état saburral des premières voies, et un catarrhe pulmonaire.

Le traitement a consisté en trois aspirations de gaz acide carbonique par jour. La malade a soin de porter l'embout du tube tout à fait au fond de la bouche, de manière à pratiquer une sorte de douchage pharyngo-laryngien.

Il est indispensable de procéder ainsi quand on veut obtenir une guérison certaine; car le gaz par contact direct agit beaucoup mieux sur les organes hypertrophiés ou qui sont le siège d'une exsudation, que lorsqu'il les pénètre par endosmose.

Mme I... ne put suivre, à cause de ses affaires, un traitement très régulier. Elle fit de nombreuses interruptions; malgré cette irrégularité, les granulations étaient disparues, à son départ, la voix claire, sonore et l'ouïe recouvrée.

Les tonsilles restaient grosses. Mme I... est revenue cette année faire une nouvelle saison. Elle nous a raconté que, sauf la gêne produite par les amygdales, sa gorge allait très bien. Après avoir insisté sur le douchage des glandes d'une manière prolongée, nous avons vu partir Mme I... complètement débarrassée de son hypertrophie amygdalienne et de ses granulations.

Nous ferons remarquer que l'action résolutive et fondante du gaz acide carbonique, bien que très évidente, est assez longue à se produire.

Il ne faudrait point confondre la pharyngo-laryngite, dont nous venons de parler, avec les inflammations simples, chroniques, de la muqueuse du pharynx et du larynx; ces dernières cèdent assez facilement à un traitement approprié, tandis que la première est d'une grande ténacité.

L'on voit, dit Sprenger, des malades se soumettre à des cautérisations répétées, à l'extirpation des amygdales, l'excision de la luette, et conserver une voix rauque et être plus ou moins aphones. C'est que les granulations ne sont pas détruites, et pour s'en débarrasser il faut consentir aux aspirations gazeuses pratiquées pendant longtemps, car ce genre de traitement est indispensable pour cette maladie rebelle à la plupart des moyens curatifs.

Chomel et Gueneau de Mussy ont insisté avec

raison sur la connextion de cette affection avec la diathèse herpétique.

Dans les aphonies produites par une fatigue excessive du larynx, chez les prédicateurs, les chanteurs de profession, les professeurs de collège, en un mot chez toutes les personnes qui font un long et quotidien usage de leur organe vocal, les aspirations de gaz produisent de vraies cures. Nous citerons le cas suivant, dû à M. le docteur Gay, ancien inspecteur.

Observation dixième.

APHONIE COMPLÈTE. — GUÉRISON APRÈS UNE SAISON.

M. l'abbé Berth..., âgé de 32 ans, d'un tempérament lymphatique, professeur de seconde dans un séminaire, vient en 1862 à Saint-Alban pour une perte presque entière de la voix. Sa classe se composait de quarante élèves. Il avait tellement été obligé de fatiguer son larynx, que deux mois avant la fin de l'année, il éprouvait la plus grande peine pour se faire entendre de ses élèves, et qu'enfin la voix s'était totalement perdue.

Il fut soumis aux aspirations du gaz, d'abord une séance par jour et d'un quart d'heure seulement; puis le gaz étant bien supporté, deux et ensuite trois séances de près d'une demi-heure chacune.

Leur effet fut des plus satisfaisants. La voix était complètement rétablie avant son départ. Il revint l'année suivante, ayant pu, cette année, continuer sa classe jusqu'à la fin de l'année sans trop de fatigue. Une troisième saison consolida cette guérison, et depuis, M. l'abbé Berth..., que nous avons revu plusieurs fois, a pu chaque année suffire à toutes les exigences de sa profession, sans aucune altération de la voix.

On peut lire, dans Osam et Vogel, l'observation d'un célèbre chanteur de l'Opéra de Vienne, qui, ayant perdu la force et l'étendue de sa voix par suite d'une maladie inflammatoire des organes de la respiration, fut parfaitement guéri par l'inhalation du gaz carbonique.

Maladies des Bronches.

Nous lisons dans le *British medical journal* du 12 juin 1858, que Simpson a employé le gaz acide carbonique comme anesthésique sur les membranes muqueuses de la trachée et des poumons, dans des cas très nombreux de bronchites chroniques, etc.

Les cas d'inflammations chroniques des bronches sont nombreux à Saint-Alban, et c'est quand il y a atonie de la muqueuse avec sécrétion exagérée, que nous avons surtout remarqué l'utilité des aspirations gazeuses.

Observation onzième.

Le 30 juin 1879, arrivait à Saint-Alban Mlle D..., que notre ami le docteur Reuillet nous adressait avec les plus chaudes recommandations. Cette jeune fille inspirait, à première vue, un vif intérêt; mais elle se trouvait dans un tel état de faiblesse, qu'il paraissait presque impossible de lui faire suivre un traitement.

Le début de sa maladie remontait à quatre ans. Elle avait été bien portante jusqu'alors, quand, à la suite de malaises variés et de causes diverses, elle devint anémique, contracta des bronchites répétées, ou plutôt une bronchite permanente avec de fréquentes recrudescences. L'expectoration était muqueuse, épaisse et abondante chaque matin, et même dans la journée. Matité relative aux deux sommets.

Pouls petit, serré, très accéléré.

L'inappétence était complète et les digestions très mauvaises.

La dyspnée et l'essoufflement rendaient la marche impossible.

La gorge, pendant très longtemps, fut le siège d'une vive irritation. La voix devint rauque et la malade même aphone.

Chaque retour s'accompagnait de dysménorrhée, de migraine, vomissement, vertige menstruel qui durait environ une dizaine de jours. De plus, grande irrégularité dans l'apparition du flux cataménial.

Chaque été ramenait un retour partiel des forces, impuissant à prévenir les rechutes de l'hiver, toujours de plus en plus graves.

Ce n'est qu'à l'aide d'un traitement habilement dirigé et longtemps surveillé par notre distingué confrère, consistant en toniques variés, viande crue, jus de viande, lait d'ânesse, sang de veau, préparations martiales, phosphate de chaux, etc., que Mlle D... a pu soutenir son existence bien souvent compromise par des récidives.

Pendant les trois mois qui ont précédé son arrivée à Saint-Alban, Mlle D..., buvait du sang de veau.

État actuel.

A l'auscultation, les deux poumons laissent entendre une respiration rude et une expiration prolongée. Pas de craquement ni de gargouillement. La toux ne revient qu'à de rares intervalles, l'expectoration, absente pendant le jour, est à peu près nulle le matin, mais il y a de la moiteur de la paume de la main, une vive coloration des pommettes et une grande susceptibilité pour le froid.

Traitement.

Nous conseillons de très courtes séances d'aspiration de gaz carbonique, mélangé surtout au début avec beaucoup d'air atmosphérique. Notre jeune malade est d'une intelligence remarquable et par cela même très docile.

Appuyée sur le bras d'une domestique, elle descend chaque jour au moment de la plus grande chaleur, à la salle d'aspiration. Pendant tout le mois de juillet, le traitement n'a consisté qu'en une séance quotidienne de gaz pris en aspiration, pendant une dizaine de minutes, mais au bout de trente jours l'amélioration était évidente, Mlle D.... pouvait se passer du bras de sa domestique pour une promenade sur un plan uni. Elle arrivait d'une seule traite à son hôtel, trajet assez court, mais qui nécessitait plusieurs haltes au début.

La menstruation eut lieu pendant le mois de juillet, normale et sans migraine appréciable.

En voyant l'amélioration s'accroître de jour en jour, et les forces revenir, nous songeâmes à l'hydrothérapie, mais non toutefois sans prendre l'avis de son médecin ordinaire. La première douche froide fut donnée le 4 août, excessivement courte, deux secondes à peine. Elle causa, ainsi que les deux ou trois suivantes, un peu de suffocation, mais la réaction se fit bien, et bientôt Mlle D... put les supporter un peu plus longues.

D'ailleurs, les douches n'étaient administrées que lorsque le temps était très beau, afin de rendre la réaction plus facile.

Nous associâmes, en outre, à ce traitement hydrique et gazeux de courtes pulvérisations avec une solution de goudron peu concentrée.

Cette médication combinée fut continuée jusqu'à la fin de septembre et même pendant la première quinzaine d'octobre.

Résultats. — Quand Mlle D... a quitté Saint-Alban, les forces étaient assez revenues pour permettre de longues promenades dans la plaine et dans les localités voisines, des ascensions sur les montagnes qui dominent Saint-Alban.

L'appétit était excellent, et un embonpoint sensible, la preuve de bonnes digestions.

Les personnes qui ont vu Mlle D... à son arrivée, et qui ont assisté à la transformation opérée d'abord par le gaz carbonique et ensuite par les douches froides, peuvent seules se rendre compte de ce que les résultats d'une pareille médication ont de surprenants. Aussi n'insisterons-nous point sur les modifications si remarquables, si extraordinaires, déterminées dans l'ensemble de ces phénomènes morbides par l'hydrothérapie combinée avec la médication gazeuse.

Bronchites chroniques. — Asthme. Emphysème.

Simpson avait déjà remarqué les effets heureux du gaz acide carbonique dans les cas d'asthme et de toux nerveuse. Goin, à Saint-Alban, avait fait les mêmes remarques dans les affections névralgiques et spasmodiques. Il recommandait surtout les inhalations de gaz contre les névroses des voies respiratoires, contre l'asthme, comme aussi contre la fièvre intermittente.

Le cas suivant, que nous sommes heureux de relater, ne saurait être révoqué en doute, puisque c'est l'observation d'un confrère faite par lui-même sur sa personne.

Voici ce que nous écrivait, à la date du 7 août 1879, notre honorable confrère, M. le docteur Baudrillonnet, qui venait de faire une saison à Saint-Alban :

« Je me trouve mieux, grâce à l'usage de l'acide carbonique. Depuis vendredi dernier 1er août, je n'ai pas eu de suffocation la nuit, après mon premier sommeil. Avant d'aller à Saint-Alban, j'étais toujours plus ou moins oppressé, à la suite du moindre effort, même la parole me fatiguait. Je serais au comble de la joie, si le mieux pouvait continuer. »

Pour plus amples renseignements sur son affection, M. le docteur Baudrillonnet a bien voulu avoir l'obligeance de nous communiquer son histoire pathologique, par la lettre suivante datée du 7 décembre 1879, que nous relatons *in extenso :*

Observation douzième.

Monsieur et honoré confrère,

« J'ai été atteint en 1873, pendant les mois de septembre et d'octobre, d'une bronchite, dont la durée a été de trois semaines, et, en janvier 1877, j'ai eu la même affection, compliquée d'une fièvre rémittente, mais beaucoup plus intense, avec les symptômes indiqués ci-après :

Accès de toux sèche, spasmodique, surtout la nuit. La durée de chaque quinte était de 20 à 25 minutes. Dans les fortes quintes de toux, j'avais des envies de vomir, et parfois même des vomissements. L'orthopnée était considérable, avec menace de suffocation. Après un traitement rationnel, un long usage des adoucissants, des révulsifs et du sulfate de quinine, j'ai obtenu une grande amélioration.

« Mais, quarante ans de la rude vie de médecin praticien à la campagne, en m'exposant le jour et la nuit aux changements de température, ont rendu ma muqueuse bronchique d'une grande susceptibilité. Depuis que je fais usage des aspirations de gaz acide carbonique à Saint-Alban, elle a été modifiée d'une manière sensible. Je tousse rarement, les quintes de courte durée ne sont pas fatigantes, et avec des précautions, j'évite des rechutes. Pendant mon séjour à Saint-Alban, ma poitrine va très bien; elle est délivrée de râle, de toux et d'oppression. En 1879, le gaz m'a encore procuré un plus grand soulagement que les années précédentes.

« Veuillez, etc... »

Dans l'asthme, spécialement l'asthme muqueux

compliqué d'emphysème, ou dans l'asthme dû à une névrose de l'appareil respiratoire, le gaz carbonique rend les plus grands services. Nous n'en voulons pour preuve que les résultats signalés à Saint-Alban, par un de ses médecins inspecteurs qui a le plus contribué à établir la médication par le gaz acide carbonique en France.

Demarquay, dans son ouvrage de pneumatologie médicale, cite l'observation suivante, recueillie par M. Goin :

Observation treizième.

ASTHME NERVEUX ESSENTIEL, SANS COMPLICATION CATARRHALE OU ORGANIQUE DU CŒUR.

Devaux, menuisier, âgé de 55 ans, d'un tempérament nerveux, sanguin, fortement constitué, était affecté d'accès d'asthme depuis dix ans. Ces accès, survenus sans cause appréciable, s'étaient aggravés chaque année; ils avaient rendu impossible le coucher horizontal, et imprimé au dos et aux épaules une voussure très prononcée. Depuis quelque temps, les accès se répétaient tous les soirs régulièrement et avec beaucoup d'intensité.

M. le docteur Pétra de Montagny nous avait

adressé ce malade, pour qu'il fût soumis exclusivement à l'usage du gaz. Nous lui fîmes en conséquence respirer cet agent gazeux, chaque soir, très peu de temps avant l'heure présumée des accès. Ceux-ci s'en trouvèrent rapidement amoindris, quant à leur intensité ; puis au bout de quinze jours, ils ne reparurent plus le soir. Mais quelques étouffements dans la matinée annoncèrent leur tendance à se reproduire à une autre heure. Le malade averti et sur ses gardes, ayant eu recours à l'inspiration du gaz aussitôt qu'il éprouvait quelques symptômes avant-coureurs de ses attaques d'asthme, parvint enfin, de cette manière, à les éloigner définitivement.

Pendant une année entière, la guérison ne s'est pas démentie ; mais après cette époque, des accès d'étouffements légers et irréguliers recommencèrent à se faire sentir. Soumis de nouveau à la même médication, Devaux à été complètement débarrassé de son affection.

Durand-Fardel (1) a traité de cette façon plusieurs cas d'asthme, et a obtenu de bons effets.

Villemin (2) a également eu des succès par la même médication chez plusieurs malades affectés d'asthme avec emphysème.

(1) *Union médicale* de 1858.

(2) *Revue d'hydrologie,* 15 décembre 1858.

Suivant le docteur Eimer, les aspirations gazeuses, à Lagenbrucken, ont toujours amélioré l'emphysème pulmonaire.

Mme de L..., âgée de 63 ans, du département de l'Isère, vint en 1846 à Saint-Alban, pour être soulagée d'un emphysème pulmonaire, qui, surtout en hiver, revêtait le caractère asthmatique, avec des symptômes graves et très douloureux. L'usage des aspirations de gaz acide carbonique, employées pendant un mois chaque année, réussissait toujours à soulager cette si pénible affection et à prévenir ses accès (1).

Sundelin, en conseillant l'acide carbonique dans le même cas, espérait augmenter la contractilité des poumons. Je ne puis mieux résumer les indications de la médication carbonique dans les affections des voies respiratoires, que par ces paroles de Lersch.

« Elle est surtout avantageuse dans les cas de dyspnée, dépendant de l'accumulation des mucosités dans les vésicules pulmonaires. »

La dyspnée est, en effet, ce qu'il y a de plus pénible pour le pauvre asthmatique et l'emphysémateux. C'est donc une très précieuse ressource que de pouvoir, à l'aide de quelques aspirations gazeuses, soulager cette difficulté de respirer. On

(1) M. Gay, *loc. cit.*, p. 15.

remarque, à Saint-Alban, que toutes les personnes qui vont au gaz, affaisées et repliées sur elles-mêmes, ont à leur sortie de la salle d'aspiration la taille plus droite. Il semble qu'après chaque séance, le jeu de la poitrine soit plus facile et plus régulier. Elles aboutissent sans peine au terme d'un plan incliné qu'elles n'auraient pu gravir auparavant. On rencontre au bout de quelques jours de traitement, dans les sentiers de la montagne, des malades, marchant presque sans être essoufflés, et qui étaient tellement oppressés à leur arrivée, qu'ils ne pouvaient regagner leur hôtel qu'appuyés sur le bras d'un aide.

Maladies de Poitrine.

Nous ne parlerons point de l'emploi du gaz dans les cas de phthisie, parce que cette maladie consomptive, bien déclarée et surtout à une période avancée, paraît, pour ainsi dire, au-dessus des ressources de l'art. Nous ne pouvons cependant ne pas rapporter l'histoire pathologique si intéressante qu'on va lire.

Observation quatorzième.

Dans les premiers jours de juin, nous vîmes arriver à l'hôtel Saint-Louis, où nous habitions, une jeune femme donnant le bras à une amie qui l'accompagnait. Nous fûmes effrayés de sa maigreur, de sa pâleur, de la voussure de sa taille et d'une toux incessante.

Malgré son médecin, elle venait, sur le conseil d'une amie, qui avait été guérie par la médication carbonique, faire une cure par le gaz. On lui avait tant vanté ce genre de traitement, qu'elle avait mis en lui son dernier espoir. Après un examen très sommaire, son état nous parut tellement grave, que nous crûmes à peine à la possibilité de la garder quelques jours. Mais nous ne voulûmes point briser une espérance obstinée, et nous l'entretînmes dans ses douces illusions.

Sa mère est morte poitrinaire à 32 ans, elle en a 35, et n'a jamais été mariée. Le début de sa maladie remonte à huit ans. La menstruation a été précoce, mais irrégulière.

Son état actuel s'accuse par une faiblesse très grande; ce n'est qu'avec peine qu'elle monte à son appartement. Pendant la nuit, la transpiration l'oblige à changer de linge; la toux est fort pénible, quinteuse, suivie d'une expectoration de crachats opaques, gris verdâtres. La percussion fait reconnaître de l'obscurité du son et de la matité à gauche. L'oreille perçoit des râles de craquements humides.

La sensibilité au froid est extrême. Les variations de température, encore très fréquentes à cette époque de l'année, causent des frissons, et chaque soir il y a un mouvement pyrétique accentué. Les yeux sont brillants. Même pour les esprits les moins clairvoyants, c'est une poitrinaire.

On conçoit qu'avec de pareils symptômes, nous ne débutons qu'en tremblant par un traitement gazeux, et que nous avons la main forcée.

Les aspirations furent excessivement courtes et mélangées avec beaucoup d'air atmosphérique. L'expectoration en fut d'abord augmentée, et des crachats striés de sang nous firent redouter l'hémoptysie. Nous n'engageâmes point notre cliente à continuer, et nous nous bornâmes à lui prescrire le matin à jeûn un demi-verre d'eau de Challes coupée de lait tiédi. Mais nous la trouvâmes si résolue, que nous permîmes de nouveau les inspirations gazeuses.

Au bout de huit jours, tout en redoutant toujours les crachats hémoptoïques, nous vîmes changer la nature de l'expectoration. Elle devint moins abondante et plus facile; les quintes de toux furent moins fréquentes; la nuit, plus calme, permit un peu de sommeil.

La dyspnée s'améliora surtout d'une façon sensible. Nous sommes au quinzième jour de traitement et la malade peut faire seule le trajet de l'établissement à l'hôtel. Elle monte, sans être trop essoufflée, à son appartement qui est au deuxième.

L'amélioration visible de jour en jour a engagé cette malade à rester près de deux mois. Quand elle a quitté Saint-Alban, elle allait mieux qu'on n'eût osé l'espérer, elle avait retrouvé de l'embonpoint et des couleurs naturelles ; les forces étaient assez revenues pour permettre des promenades. Elle fit en août un voyage à l'Exposition de Paris, qui fut bien supporté.

Ainsi, ce traitement n'a eu d'autre adjuvant que le demi-verre d'eau de Challes. Nous sommes heureux, puisque l'occasion se présente, de féliciter hautement la nouvelle Administration, d'avoir eu l'excellente pensée d'établir à Saint-Alban, à l'instar d'Aix-les-Bains, une buvette d'eau de Challes qu'on trouve dans le même état de pureté qu'à la source.

« Les eaux de Challes, dit Bonjean (1), tiennent incontestablement le premier rang parmi les eaux sulfureuses. » C'est donc un précieux complément du traitement de certaines affections.

Malgré l'action héroïque de l'acide carbonique et les bienfaits incontestables de l'eau de Challes, nous devons dire que l'air pur et salubre des montagnes de Saint-Alban est aussi pour une part

(1) *Recherches chimiques, physiologiques et médicales sur les eaux de Challes,* par Bonjean. Chambéry, 1843.

appréciable dans l'amélioration qu'a éprouvée Mlle F...

Nous avons trouvé dans la *Gazette médicale* de Paris de 1846, page 146, une observation recueillie par M. le docteur Nepple, à Saint-Alban. Nous la rapportons *in extenso*, parce qu'elle offre avec la nôtre beaucoup d'analogie.

Observation quinzième.

Mme Desv... est petite, maigre, d'une chétive apparence. Dans son enfance, le cuir chevelu, les paupières, les ailes du nez, l'entrée des fosses nasales, ont été couvertes d'une gourme épaisse et humide, dont elle avait été débarrassée à treize ans par les eaux de Saint-Alban, prises sur les lieux. A dix-huit ans, les règles ayant paru pour la première fois, mais avec peine, irrégularité et peu d'abondance, une éruption eczémateuse s'est emparée des oreilles, puis il est survenu de la toux, de l'oppression, des points douloureux dans différentes parties du thorax, une expectoration mucoso-puriforme, souvent striée de sang, avec fièvre rémittente légère. Vésicatoires, cautère, lait d'ânesse, lichen, dépuratifs, enfin la plupart des moyens employés en pareil cas ont été successivement essayés pendant quatre années, et sans aucun succès. Les eaux du Mont-Dore, prises l'année dernière, ont plutôt aggravé que soulagé cette espèce de phthisie humorale.

La malade, âgée de 24 ans, s'était rendue à Saint-Alban, contre l'avis de son médecin ordinaire, mais d'après le souvenir du bien qu'elle y avait éprouvé quelques années auparavant.

En la voyant, je pensai d'abord comme son médecin, et je cherchai à la dissuader de faire usage des eaux, leur basse température et leur qualité stimulante me paraissant évidemment contraires à son état : d'autant mieux que le pouls était fébrile, qu'il y avait des sueurs nocturnes, et que fréquemment les crachats étaient teints de sang; mais je la trouvai si obstinément résolue à suivre ses idées à cet égard, que je ne m'appliquai plus qu'à en prévenir ou en atténuer les mauvais résultats, en lui faisant couper les eaux avec des sirops mucilagineux, et la tenant à l'usage presque exclusif du gaz.

L'inspiration de celui-ci produisit bientôt une amélioration sensible dans la toux, l'expectoration et la dyspnée; la boisson d'eau minérale, malgré sa fraîcheur, fut beaucoup mieux supportée que je ne m'y attendais. Au bout d'un mois, l'estomac commençant à se fatiguer et le mieux obtenu restant stationnaire, je renvoyai la malade, en lui conseillant de revenir après quinze jours de repos. Elle arriva dans les premiers jours du mois d'août, dans un état encore plus satisfaisant qu'à son départ; elle recommença à respirer le gaz assidûment, à prendre chaque jour un litre d'eau minérale coupée avec un tiers de lait chaud; l'appétit était bon, le mouvement fébrile n'existait plus. Elle est repartie, à la fin d'août, non entièrement guérie, mais dans une voie d'amélioration qui peut faire espérer un rétablissement complet.

M. Goin, qui a soumis un grand nombre de ses malades à la médication gazeuse, soit seule, soit associéeà la médication hydro-minérale, n'a jamais prétendu, comme on a semblé le lui faire dire, pas plus que Nepple, pas plus que nous, guérir la phthisie pulmonaire par l'inspiration de l'acide carbonique; mais, ce qui est certain, c'est que, sous l'influence de cette diète respiratoire, il a réussi à améliorer singulièrement et à enrayer pour un temps plus ou moins long des affections de poitrine chroniques, ayant toute l'apparence et tous les symptômes de phthisies confirmées.

Comme preuve le cas suivant :

Observation seizième.

Une demoiselle de 18 ans arrive à Saint-Alban, dans un état déplorable. D'une constitution lymphatico-nerveuse, son habitus extérieur est celui d'une personne de douze ans, tant le corps est grêle et ses différentes parties peu développées. Point de travail menstruel, asthénie générale des fonctions organiques et apathie morale.

Chaque mois, pendant sept à huit jours, il survient de la toux avec un peu de chaleur dans la poitrine. Plusieurs membres de la famille sont morts phthisiques.

Les eaux minérales, en bains et en boissons, donnèrent une certaine impulsion aux fonctions organiques, et pendant trois mois il y eut amélioration dans l'état général de cette malade, mais alors, soit naturellement soit par suite du vice de l'onanisme auquel elle se serait livrée, la poitrine devint plus particulièrement le siège de symptômes indiquant une vive irritation, tels que chaleur brûlante, toux sèche et fréquente prenant un caractère paroxystique le soir, et le matin dyspnée.

Retour à Saint-Alban la saison suivante, mais dans un état si fâcheux, que l'usage des eaux n'était plus possible.

La malade ne pouvait plus sortir de sa chambre, l'air extérieur provoquait des crises de toux qui anéantissaient les forces, et se terminaient par des défaillances. Ce fut alors qu'en désespoir de cause nous essayâmes l'emploi du gaz en inspiration. Trois mois d'une très belle saison furent consacrés à ce nouveau traitement, aidé de toutes les ressources de l'hygiène.

En quittant Saint-Alban au bout de ce temps-là, la constitution de cette jeune personne s'était améliorée à mesure que la toux énervante se calmait. Cette amélioration continua à faire des progrès, dans le midi de la France, où elle s'était rendue pour y passer l'hiver et où les règles parurent pour la première fois.

Que faut-il penser de tous ces faits isolés? Sans vouloir prétendre regarder l'acide carbonique comme un spécifique de la phthisie, nous sommes convaincus qu'il peut, dans bien des cas d'affections chroniques de la poitrine, rendre d'immenses services, et qu'on devrait le conseiller, quand même on n'aurait que l'espoir chimérique d'arracher à la mort ceux que la phthisie a couchés sur son lit de Procuste. Plus la nuit est noire, plus le médecin doit s'efforcer d'y faire luire un rayon d'espérance.

D'ailleurs, écoutez Mascarel (1) :

« Je suis un partisan avancé de la curabilité de la phthisie, à la première, à la seconde et même à la troisième période. »

Malgré cette opinion éclairée et si consolante,

(1) *Annales de la Société d'hydrologie.* Mars 1854, p. 230.

il est difficile de croire à la curabilité de la tuberculose; mais il n'en est pas moins vrai, ainsi que l'affirme Dechambre dans son *Dictionnaire encyclopédique*, que les inhalations d'acide carbonique, si elles n'ont jamais pu guérir la phthisie, ont parfois exercé sur les voies respiratoires une sorte d'action détersive, qui a diminué l'expectoration et par suite la toux, la dyspnée et les accidents généraux eux-mêmes. (Voir *Observation XIV*.)

Maladies de la Vessie.

Au siècle dernier, on proposa l'acide carbonique dans les affections des voies urinaires, avec le but avoué de dissoudre les calculs et d'agir sur les graviers. Se basant sur les propriétés anesthésiques et analgésiques de l'acide carbonique, Broca (1) en fit une application plus utile dans un cas de cystite chronique qui occasionnait des douleurs presque intolérables.

C'est un cas analogue que nous rapportons.

(1) *Moniteur des Hôpitaux*, 4 août 1857.

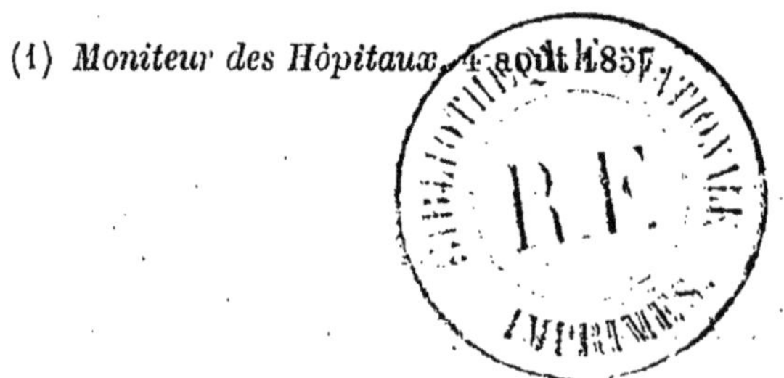

Observation dix-septième.

CYSTITE CHRONIQUE. — NÉVRALGIE VÉSICALE. — QUINZE JOURS DE TRAITEMENT. — GUÉRISON.

M. L..., qui habite le Bourbonnais, vient à Saint-Alban, d'après les conseils de son médecin, où il arrive en juillet 1878.

Il éprouve une irritabilité excessive de la vessie, qui se contracte sous l'influence de quelques gouttes d'urine. Il s'ensuit un ténesme d'autant plus pénible que la vessie n'a rien à expulser. Ces envies fréquentes d'uriner causent des douleurs atroces qui mettent le malade dans un désespoir tel, que parfois des idées de suicide hantent son cerveau. Il ne peut prendre aucun repos, ni le jour, ni la nuit.

La douleur irradie au périnée et au rectum, et provoque un ténesme rectal des plus pénibles.

L'urine, rendue en petite quantité chaque fois, ne laisse rien déposer; il n'y a pas de rétrécissement.

Le malade a toujours froid aux pieds.

La première fois que nous vîmes M. L... il semblait tellement souffrir, que pour le calmer immédiatement nous lui fîmes à la région périnéenne trois piqûres avec l'aquapuncteur.

« Ces instruments (1), ingénieusement construits par M. Mathieu, permettent, grâce à la force de propulsion de l'eau, à la sortie d'un tube capillaire, de perforer la peau à distance, ce qui a valu à ce mode d'action le nom d'*aquapuncture*.

« Les perturbations énergiques produites dans les nerfs vaso-moteurs des capillaires sanguins par ce puissant moyen de révulsion ont toujours pour effet d'amener la cessation immédiate de la douleur, résultat surtout précieux, quand on veut agir sur un point limité, le trajet d'un nerf par exemple, ou sur un endroit très circonscrit, comme les points douloureux de Walleix dans les névralgies. C'est surtout dans le traitement de ces affections, quelquefois si tenaces et si persistantes du système nerveux, que nous avons expérimenté l'*aquapuncture*. Nos expériences ont eu lieu dans les hôpitaux de Paris, sous le regard bienveillant des maîtres les plus éminents dans la science, pour ne citer que les Guéneau de Mussy, les Germain Sée. Nous avons, le premier, dans un travail d'ensemble, établi que l'*aquapuncture*, toujours efficace contre l'élément douleur, est réellement curative dans les névralgies.

(1) *De l'Aquapuncture*, par le Dr Servajan. Paris, 1872.

« Depuis, des médecins distingués des hôpitaux, MM. Sireday, Dieulafoy, Potain, ont fait paraître de nombreux cas de guérison des névralgies par cette méthode, *bien entendu,* sans parler de nos observations publiées antérieurement.

« D'ailleurs, depuis six ans que nous employons exclusivement l'*aquapuncture* dans notre pratique, nous avons pu guérir des cas de névralgies rebelles qui avaient résisté non seulement aux traitements reconnus jusqu'à ce jour les moins inefficaces, mais encore aux eaux de Néris. »

Chez notre malade, la cessation de la douleur fut immédiate. Il put dormir la nuit suivante deux heures de suite, ce qui ne lui était point arrivé depuis longtemps. Notre malade nous apprit le lendemain qu'il souffrait autant que la veille.

Nous procédâmes à une injection gazeuse de la manière suivante : A un petit ballon plein de gaz, nous adaptâmes une sonde de trousse et nous chassâmes le contenu dans la vessie. M. L... accuse d'abord une sensation de fraîcheur et, au bout d'un moment, une douce chaleur. La douleur est à peine sensible. La nuit suivante est bonne.

Les injections faites trois fois par jour amenèrent la disparition de la douleur.

La miction a lieu sans difficulté.

Le moral s'est relevé, et le malade, rappelé en

toute hâte, après quinze jours de traitement, se trouve dans un état de bien-être qu'il considère comme une guérison.

Maladies de l'utérus et de ses dépendances.

Parmi les maladies que guérissent ou qu'améliorent les eaux de Saint-Alban, celles des femmes tiennent le premier rang.

Nous croyons avoir suffisamment prouvé combien elles sont efficaces, à l'âge de la puberté, pour l'établissement du flux cataménial; et, à l'époque de la ménopause, pour prévenir les complications de l'âge critique.

Quant à l'application locale du principe gazeux qu'elles contiennent en si grande abondance, nous ne saurions mieux faire que d'en résumer les indications d'après M. Herpin, de Metz (1). Selon cet auteur : « l'acide carbonique en douches ou en « injections, soit à l'état gazeux, soit en dissolution « dans l'eau, est indiqué et peut être employé avec « les plus grands avantages dans :

« 1° La dysménorrhée avec congestion utérine, « pour apaiser les douleurs qui précèdent l'établis- « sement du flux menstruel;

(1) *De l'acide carbonique*. Paris, 1864, p. 375.

« 2° L'aménorrhée, pour rappeler la menstrua-
« tion supprimée;

« 3° La leucorrhée, la chlorose, etc.;

« 4° Les engorgements et ulcérations fongueuses
« du col de l'utérus, comme analgésique, résolutif
« et cicatrisant;

« 5° Les engorgements hypertrophiques ou avec
« induration (métrite chronique);

« 6° Les déviations de la matrice, flexion, anti-
« version;

« 7° Les névralgies utérines;

« 8° Les ulcérations de nature cancéreuse. »

Observation dix-huitième.

DYSMÉNORRHÉE. — AMÉNORRHÉE.

GUÉRISON DÈS LA PREMIÈRE DOUCHE DE GAZ ACIDE CARBONIQUE.

Mlle D... nous fut adressée par son médecin, pour une dysménorrhée des plus tenaces. Depuis l'apparition des règles, à quatorze ans, cette jeune fille, qui en a aujourd'hui dix-huit, a tous les mois beaucoup souffert.

L'approche de chaque retour lui cause une vive appréhension.

Soumise au traitement par l'eau en boisson et

les bains d'eau minérale, Mlle D... fut, au moment de ses règles, prise de douleurs atroces. Mandé en toute hâte à son hôtel, nous la trouvâmes en proie à de vives souffrances. Elle se roulait par terre en poussant des cris.

A la vue de cet état d'agitation, nous lui promettons de la soulager, si elle veut descendre à l'établissement. Quelques minutes après elle arrive. Une douche gazeuse vulvaire amène, au bout de quelques minutes, la cessation des douleurs. Après une légère interruption, on continue de diriger un fort jet gazeux sur les organes sexuels externes, et l'apparition du sang a lieu, pour continuer pendant trois jours sans douleur, en abondance reativement considérable.

« Nous avons vu employer l'acide carbonique, « dit M. Le Juge (1), chez une jeune fille de vingt-« quatre ans, dont la menstruation était très diffi-« cile et très douloureuse, et qui, aux approches « de ses règles, chaque mois, éprouvait des dou-« leurs telles, qu'elle se roulait par terre.

« L'acide carbonique a très bien réussi chez « cette femme. Les douleurs ont disparu ou ont été « bien légères, et le sang est apparu sans effort « et dans la quantité ordinaire. »

(1) *Thèse*, 1858, p. 29.

Une seule séance dans le bain de gaz acide carbonique a suffi, dit M. Villemin (1), pour provoquer les règles qui étaient en retard chez une jeune fille qui souffrait de gastralgie chlorotique.

MM. Balling, Grandidier, conseillent, chez les femmes nerveuses et hystériques, deux fois par jour, des bains de gaz acide carbonique d'une heure, dès que le prodrome des règles se manifeste.

Mojon (2), de Gênes, en 1834, proposa les insufflations d'acide carbonique, pour combattre les douleurs vives et poignantes qui précèdent l'évacuation menstruelle, chez des femmes atteintes d'aménorrhée incomplète, que ce trouble fonctionnel soit lié à une hyperhémie du système utérin, causée par une certaine prédominance naturelle du côté de ces organes, ou à une congestion dépendan d'une fatigue trop grande de ces mêmes organes.

On a vu, par l'Observation XVIII, qu'une seule douche avait suffi pour favoriser l'écoulement menstruel ; mais lorsque la malade a été préparée par un traitement interne approprié, le gaz carbonique paraît encore d'une efficacité plus prompte et plus certaine.

(1) *Revue d'hydrologie médicale,* 15 décembre 1858.

(2) *Bulletin général de thérapeutique,* tome XII, p. 350.

Simpson (1) a employé avec succès le gaz acide carbonique, comme anesthésique local, dans la névralgie du vagin et de l'utérus, dans divers états morbides et déplacements des organes pelviens, accompagnés de douleurs et de spasmes.

Il l'a trouvé également très utile dans la dysurie dépendant d'un état névralgique du col de la vessie.

« Depuis un an, dit M. Constantin Paul (2), j'ai employé le gaz carbonique en injections dans plusieurs cas de déviations utérines avec douleurs et congestions fréquentes, dysménorrhée, et en ai constaté les propriétés bienfaisantes. »

ENGORGEMENTS. — ULCÉRATIONS DU COL UTÉRIN.

Observation dix-neuvième.

ENGORGEMENT DU COL DE L'UTÉRUS. — ULCÉRATION.
UN MOIS DE TRAITEMENT. — GUÉRISON.

Au milieu de juin, M. le docteur B... envoie Mme T... à Saint-Alban, pour s'y faire soigner d'une affection utérine, qui persiste depuis longtemps.

(1) *Union médicale*, 13 novembre 1856.
(2) *Gazette des Hôpitaux*, 30 juin 1863.

Tempérament lymphatique sous des apparences de force, 42 ans, multipare.

Varices profondes aux jambes, aux cuisses, surtout à gauche.

Le spéculum nous permet de constater un engorgement du col, avec des ulcérations sur tout le pourtour du museau de tanche, un peu douloureux au toucher, saignant facilement. Écoulement puriforme ayant résisté à des cautérisations répétées.

Cet état rend la marche pénible et difficile.

Du côté des voies digestives se montrent des troubles fonctionnels, inappétence, crampes d'estomac, digestions pénibles et douloureuses, constipation, etc.

Traitement.

Six verres d'eau minérale par jour, grands bains minéraux et irrigations vaginales dans le bain.

Douche vaginale quotidienne de gaz acide carbonique.

A l'examen fait tous les huit jours avec le spéculum, nous constatons de semaine en semaine la diminution de l'écoulement, qui se modifie et cesse d'être fétide.

Les lèvres du col se dessinent, recouvertes de bourgeons charnus de bon aspect.

La cicatrisation est à peu près complète au moment du départ de la malade.

Mme T... est revenue, cette année, faire une saison pour maintenir la guérison qu'elle a obtenue l'année dernière. Nous avons constaté, à son arrivée, qu'elle était en effet en très bon état et que le col de la matrice n'était le siège d'aucune ulcération. Elle s'est bornée, pendant son séjour à Saint-Alban, à prendre quelques bains avec irrigation vaginale, et boire une dizaine de verres d'eau par jour, et à faire deux fois par semaine des injections avec l'acide carbonique.

M. Le Juge (1) cite trois cas dans lesquels, sous l'influence des douches gazeuses, la consistance du col a diminué, l'utérus a repris son volume normal, et les malades ont quitté l'hôpital, débarrassées de leurs douleurs et de leur engorgement.

« L'action résolutive du gaz carbonique sur les engorgements du col utérin, a été, d'après Cl. Bernard (2), bien nette dans quelques cas. »

(1) *Thèse*, p. 43.

(2) *Gazette des Hôpitaux*, 1857, p. 570.

Observation vingtième.

ENGORGEMENT DE L'UTÉRUS. — GRANULATIONS.
GASTRALGIE REBELLE. — DEUX SAISONS A SAINT-ALBAN.
GUÉRISON.

« Il n'est pas douteux pour nous, ajoute M. Salva (1), que l'effet cicatrisant ne doive se produire rapidement dans la plupart des cas d'ulcération simple du museau de tanche, que l'on traite habituellement par la cautérisation. »

Mme G..., qui depuis fort longtemps souffre d'une gastralgie rebelle, symptomatique d'une affection de l'utérus, est adressée à Saint-Alban, par notre ami le docteur Reuillet.

Examen au spéculum. Le col est gonflé. Les lèvres sont recouvertes de granulations rouges et presque ulcérées à l'orifice. Écoulement leucorrhéique abondant.

Douleur vive à la pression hypogastrique, avec irradiation dans les lombes et les organes pelviens.

Cette jeune femme, de 28 ans, est très préoccupée, à juste titre, de cet état, et sous l'em-

(1) *Thèse*, p. 27.

pire de la crainte de ne pas guérir, elle a vu survenir des troubles sérieux de la nutrition.

Elle est pâle, émaciée, très nerveuse, ne mange pas, n'a de l'appétence que pour les crudités : dégoût prononcé pour la viande.

Tous les phénomènes dyspeptiques, qui sont pour ainsi dire le cortège obligé des affections utérines, se montrent à un haut degré, mais par-dessus tout une gastralgie rebelle.

Traitement.

Quatre verres d'eau minérale par jour, bains tous les deux jours.

Douches vaginales de gaz acide carbonique, d'abord de très courte durée, et, tous les deux jours.

Pendant la première saison, du 15 juin au 15 juillet, Mme G... prit douze douches gazeuses. A son départ, nous constatâmes l'état suivant :

Disparition à peu près complète de la leucorrhée.

Lèvres du col roses et sans gonflement.

L'appétit s'était rétabli, les digestions étaient bonnes, la douleur de l'estomac était nulle et Mme G... avait engraissé.

Au mois de septembre, la dyspepsie gastralgique ayant une tendance à revenir, Mme G... revint passer quelques jours à Saint-Alban, et l'enraya complètement.

Nous conseillons presque toujours de préluder aux douches de gaz par des injections d'eau minérale ou des irrigations dans le bain.

Chez les personnes faibles, nerveuses, à tempérament excitable, l'effet trop stimulant du gaz sur les organes sexuels peut offrir des inconvénients. On l'atténue par cette précaution. Il est même souvent avantageux de continuer les irrigations ou les injections concurremment avec les douches gazeuses.

Pour produire de bons effets dans les affections utérines, le gaz carbonique n'a pas besoin d'être à l'état de pureté ; on a remarqué que les eaux minérales qui le contiennent en grande abondance à l'état libre produisent les meilleurs résultats dans les engorgements, les tuméfactions de l'utérus et du col. La résolution de ces engorgements et la cicatrisation des ulcérations et des granulations ont souvent lieu à la suite de bains et d'irrigations vaginales.

M. Villemin a cité un cas dans lequel, sous l'influence des bains d'eau minérale aidée d'irrigations, la résolution de l'engorgement du col s'est opérée rapidement; en quinze jours, l'organe a diminué de plus de moitié de son volume; après vingt-cinq bains, il ne paraît plus exister aucune tuméfaction; la rougeur et la déviation avaient également disparu. C'est surtout contre les engorgements indolents, à la suite de couches ou d'avortements, ajoute le même auteur, que cette médication montre toute son efficacité.

Cancer de l'Utérus.

« Les effets détersifs et cicatrisants du gaz carbonique, sur les ulcérations carcinomateuses du col de l'utérus, sont très remarquables. Parfois, cet effet va même jusqu'à produire une sorte de cicatrisation qui ferait croire à la guérison, si la curabilité d'une si redoutable affection n'était point au-dessus des ressources de l'art (1). »

Demarquay (2) conclut ainsi qu'il suit de ses expériences sur les injections du gaz carbonique: « Dans les affections utérines, névralgies du vagin et du col de l'utérus, carcinome du col, chez

(1) Thèse de Salva.

(2) *Société de chirurgie*, séance du 29 octobre 1856.

toutes les malades, le soulagement a été instantané et durait plus ou moins longtemps. Ce qui est bien certain, c'est que l'état de plusieurs de nos malades s'est trouvé amélioré; si elles n'ont pas guéri de leurs carcinomes utérins, du moins leur état est devenu supportable.

VAPORARIUM

On a dû remarquer, dans le cours de ces études cliniques, et surtout par la lecture des *Observations XI*, *XIV*, et *XV*, combien il faut de prudence dans le début du traitement gazeux.

Sans une surveillance continuelle du médecin, il y a danger à mettre un tuyau d'aspiration entre les mains de malades trop affaiblis.

C'est pour rendre le début de ce traitement dans les cas difficiles, moins dangereux, que l'Administration des eaux de Saint-Alban a créé un vaporarium ou salle d'inhalation, voisin du salon d'aspiration, dont nous avons parlé plus haut.

Dans cette salle sont installés plusieurs pulvérisateurs, d'après l'ingénieux système de M. Albertin, qui, le premier, a eu l'heureuse idée d'appliquer un courant de vapeur à la pulvérisation des liquides.

Il est donc facile de commencer le traitement, en mélangeant l'air atmosphérique d'une proportion graduelle de gaz acide carbonique, avec de l'eau minérale pulvérisée à l'état tiède.

Ce système a l'avantage de conserver à l'eau, ainsi réduite en poussière liquide impalpable, tous ses principes minéralisateurs, qui par le moyen de la respiration pénètrent jusque dans les dernières vésicules pulmonaires. C'est le seul moyen d'atteindre directement le mal dans les affections chroniques, lorsque le siège de l'altération est situé profondément.

En écrivant ces Études sur les eaux de Saint-Alban, nous n'avons point oublié que, si leur réputation remonte à la période gallo-romaine, elles ont, de nos jours, été mises en relief par les travaux des Goin, des Nepple, des Gay, des Monin, etc.

Lorsque la lecture de leurs ouvrages nous a fourni des observations, nous nous sommes empressés de leur donner l'hospitalité, heureux de demander à des savants estimés la consécration de notre expérience.

Nous avons reproduit les opinions des auteurs sur le gaz acide carbonique, médication à laquelle les travaux des Goin, des Demarquay, des Herpin, des Broca, etc., ont donné ses lettres de naturalisation.

La science est un grand livre où les travailleurs doivent avoir un compte ouvert.

Paris. — Typ. Chamerot, 19, rue des Saints-Pères. — 9068.

DU MÊME AUTEUR

De l'Aquapuncture. Paris, 1872.

Lettre médicale sur Saint-Alban. Roanne, 1878.

Saint-Alban. (Extrait du *Guide des Bains d'Europe.*) Paris, 1878.

Études cliniques sur le traitement par l'acide carbonique aux eaux de Saint-Alban. Lyon, 1879.

Paris. — Typ. G. Chamerot, 19, rue des Saints-Pères. — 9068.